減醣醫師的最高健康法

心を変えれば健康になれる！アドラー心理学で病気も良くなる

阿德勒無壓力練習教你改變心態，重新定義健康價值

日本減醣飲食先驅
江部康二 醫師——著
李喬智——譯

前言

阿德勒模式的醫師健康守則

曾經有一位認識的醫師跟我提及，我的生活方式、思維邏輯，以及心態，跟阿德勒心理學的訴求非常相似，因為這樣，所以有了這本書。

我最近實際看了阿德勒心理學的書之後，發現我的想法跟阿德勒的想法有著異曲同工之妙，內心感動不已。

比方說前些日子，在高雄醫院（位於日本京都市）的某位同事對我說：

「醫師，你不論是在跟上司、同事，或者是跟患者對談時，說話的方式及態度都一樣耶。」

被他這麼一說，我才察覺到，自己對任何人都是一視同仁。這樣的人，在醫界似乎並不多見，然而，對任何人都平等以待正是阿德勒心理學的重點所在。

就其他層面來說，我的生活方式及思維方式等，有很多地方跟阿德勒心理學相似，或許也因為如此，我總是能夠保持好心情，幾乎沒有什麼太大的情緒起伏。總之，我的心理素質相當穩定，對於跟我一起工作的同事們來說，不會造成壓力，所以也受到一定程度的重視，被當作醫療團隊中相當好合作的醫師。

因此我想，就是因為有阿德勒模式的醫師存在，才能讓周遭的人們產生安心感，並提供一個可以舒緩身心的環境。

我出生於一九五〇年一月八日，跟貓王艾維斯．普里斯萊、日本前首相小泉純一郎，以及金正恩書記等人同月同日生。以這樣的名單來看，可說都是些大人物。

我在二〇一五年時年滿六十五歲，以年齡來說，身體算是相當健康。我身高一百六十七公分，體重五十七到五十八公斤左右，ＢＭＩ（身體質量指數）則是二〇．四到二〇．八之間。

一般來說，身高多會隨著年齡的增長而縮減。這是因為骨質密度下降，造成骨頭的長度縮減，或者是骨骼有彎曲。事實上，據說六十歲的男性患者「跟年輕的時候相比，身高會減少兩公分」，所以我也不免惴惴不安地想著，「我會不會也是這樣呢」。但是最近量過身高之後，發現我的身高跟二十歲時相比完全沒有減少，這才讓我放下心來。以這個年紀來講，身高完全沒有減少的，恐怕只有少數人而已吧。

另外，我的牙齒全部健在，既沒有蛀牙也沒有牙周病。六十五歲且牙齒全部健在的日本人，一百人裡頭似乎只有兩到三人而已。

我的眼睛患有近視、老花眼及散光，但不知為何，三種病症反而取得平衡，所以我不需要戴眼鏡，可以直接閱讀字典《廣辭苑》的文字，完全不影響日常生活，也沒有白內障。我眼睛的健康程度，還被眼科醫師（以前的同學）譽為「運氣超好的傢伙」。他說，在一百多個同學裡面，沒有人像我這麼好運。

排尿方面也沒有任何問題，我通常從上午九點左右開始一邊喝茶或咖啡一邊看診，一直進行到差不多下午兩點，看了五十至六十位的病人，才慢慢起身去上廁所，幾乎沒有夜間頻尿的情形。在我這個年紀，排尿狀況完全沒有產生變化的人，應該也只有百分之幾而已吧。

我的聽力也沒有一點下降的跡象，就同世代來說，機率應該也僅有百分之幾。

在同樣年齡層的人當中，我的健康程度究竟有多罕見呢？我大致算了一下，以牙齒及眼睛的健康程度來講，各自都在一般人的前百分之三以內，排尿狀態和聽力、身高也都優於同齡的一般人。全部綜合起來，我的健康狀態可真教人吃驚啊！

這表示，健康程度跟我一樣的六十五歲人士，「大約一千萬人中才有一個」！

好像有點太自誇了。不過我也是個有年紀的人，最近白髮突然一下子暴增，髮線也愈來愈高了。

即使如此，我從禮拜一到禮拜六，每天都會在門診看診，平常也會擔任住院病人的主治醫師，還會每天更新部落格內容，回答網友的問題，演講則是每年大約有三十場。到目前為止，我大約寫了有五十本書，當然，我也會適當地配合媒體的採訪，可以說是非常忙碌。不過，我依舊精力充沛。

我認為遵從阿德勒心理學的生活方式，是我能夠在身心各方面都保持健康的原因之一。

其實我有兩個自認可以媲美金氏世界紀錄的事蹟。一個是從一九八二年開始，一直到二〇一五年的現在，我每年都會參與三到四次的網球夏令營活動。這可不是像大學體育社團的夏令營一樣，而是由個人主辦，邀請醫師、護理師，以及所有家人朋友們一起來參加的活動，成員大約有三十人。我想這應該可以列入金氏世界紀錄了吧。

另外一個是樂團活動。從一九九四年十一月以來，我每個月第三週的週五晚上，都會率領「TURNING POINT」樂團進行現場表演。我是樂團主唱，其他還有鍵盤手、吉他手、貝斯手、鼓手，以及兩位女性主唱，共有七個人。自從開始例行表演以來，我們從沒有休息過一次，這一點也讓我感到挺驕傲的。我們表演的類型從披頭四、奧蒂斯·雷丁、史提夫·汪達等等的西洋樂曲，到南方之星、坂本九、喬治·亞納吉，以及尾崎豐的日本音樂都有，是一個可以表演任何類型音樂的樂團，所以才能持續這麼長的時間，完全不會感到厭煩。

到二〇一四年十二月音樂展演空間關閉為止的二十年間，屬於業餘樂團的我們，從沒有一次停止過例行表演活動，對此我感到相當自豪，私自認為真的可以列入金氏世界紀錄。目前我們依舊持續每年進行兩次左右的公開表演。

網球夏令營持續了三十四年，以及例行現場表演二十年之間從沒間斷，我認為這兩者都是讓我維持良好人際關係的關鍵。

平等看待每個人的相處模式，以及安定的心理狀態，我多年來保有這些屬於阿德勒心理學的特質，所以才能維持可稱上金氏世界紀錄的習慣吧。

本書就是我回顧六十五年，闡述自己成長及改變的人生過程集結。我也會借助阿德勒心理學的思考模式，試著整理當醫師的經驗中所掌握到的心靈與健康的真實樣貌。

這不但是一本獨特的健康書籍，我也有自信保證書裡還提供了包含人際關係等各個面向的生活方式，以及對人生有助益的提示。

能夠幫助讀者們改變人生，將是我最大的榮幸，而我的生活方式若能讓讀書產生共鳴，我也會非常開心。

江部康二

阿德勒心理學的重點金句

◉人的心靈與身體沒有辦法分開（整體論）。
◉人不是為了各種原因而活，是為了追求目標而活（目的論）。
◉人的所有行動，都是自己選擇的。
◉完全接納真正的自己（接受自我）。
◉信任他人（相信他人）。
◉幫助他人（對他人做出貢獻）。
◉接受自己最真實的狀態就是接受自我，這與自我肯定或自我否定不一樣。
◉每個人都該為了自己的目標而選擇人生道路。
◉只要改變自己的心，就能解決煩惱。
◉區分自己與他人的課題，是解決人際關係煩惱非常重要的關鍵（課題分離）。
◉人際關係中最重要的就是彼此對等。
◉人的煩惱都是人際關係的煩惱。

第1章

從疾病與健康看出人的整體狀況　17

第2章

第3章

健康的定義由自己決定 71

第4章 完整接納原本的自己 99

第5章 改變心態，離健康更近 111

第6章

醫師的任務是支持患者 135

第7章

中醫與西醫各自擔任的角色 157

第8章

所有相遇都是為了邁向健康 181

第1章

從疾病與健康看出人的整體狀況

心靈、身體及人際關係，三者彼此相關

人的心靈、身體，以及人際關係這三項要素互相錯綜複雜地牽纏在一起，密不可分。因此，**我們應該要從整體性的角度來理解人類**。

這樣的思維模式，就叫做整體論。

我個人相當贊同這樣的思維模式，也認為必須理解人類整體，才能看出健康與疾病的關係。

然而現今社會大多都把心靈及身體個別分開來看，就疾病來講，西醫是將心靈的問題歸給精神科，身體問題則按照不同器官的專門科目進行診察，也就是全都個別分開處理。

因此，當我說「心理狀態跟身體疾病密不可分」，想必有很多人會覺得「疾病受心情影響是以前的說法了，根本沒有科學根據。」

現代的日本以西醫為根基，相信調整心態就能讓疾病痊癒的人恐怕少之又少。人們咳嗽了就找內科，腳痛就找骨科，身體癢就找皮膚科，通常能解決大多數的狀

況。「身體產生疾病是身體的問題，跟心理層面沒有任何關連性」，會這麼想也無可厚非。

喉嚨不舒服就治療喉嚨，腿骨折就治療骨頭，這當然沒有任何問題。但是，有些疾病無法光靠這樣的方式治癒。

從醫多年，我也看過不少「身體疾病與心理狀態緊密相連」的實際案例。比如難以根治的異位性皮膚炎，或是氣喘等過敏性疾病，患者的心理狀態與病徵複雜糾纏的情況並不少見。

一路以來所累積的經驗，讓我確信人的心理狀態與身體是無法切割。心理狀態不佳，身體就會產生疾病，這樣的情況時有所聞。如果可以保持在良好的心理狀態下，不僅不容易生病，即使生病了也會更快痊癒。

這是事實。

基本上，在日常生活中很難意識到心理狀態跟疾病之間的關係。

那麼，讓我換個說法。

人際關係，是疾病的元兇。

這句話說的也是事實，而且應該有不少人對此有實際感受。

經常有人在人際關係改善後就治好了一直難以根治的生活習慣病。

心理狀態會因為我們跟其他人的關係而受到影響。若是跟身邊的人處得不好，就容易陷入不安，擔心煩惱的事情也會增加。很多人長時間陷在這種狀態，因此衍生出了疾病。

心理、身體，以及人際關係，這三者密不可分，而且跟所有疾病相關。

心理、身體，以及人際關係沒有辦法個別切割，具備這三個要素，才是一個完整的人。根據這三大要素的平衡狀態，可能是健康或產生疾病。因此，對每個人來說，哪一種狀態才是健康的，並沒有辦法簡單下定論。甚至不治療某些疾病，反而比較健康。

所以，要讓自己保持健康，考量整體的平衡至關重要的關鍵，而醫師在診察時也必須要意識到「人的整體性」。

不只單看患部，要以人的整體性為中心進行診察

診察要整體。

為了對抗疾病及追求健康，必須有這樣的態度，這是我行醫四十多年經驗所得

出的結論。

我在一九七四年從京都大學醫學部畢業，大學四年我主要在胸腔內科、放射線科學習支氣管氣喘、肺結核、肺炎、肺癌等等。

也就是說，我作為一個醫師的起點，是以胸腔為專門領域。

不過，從那之後，我的治療範圍愈來愈廣泛。

一九七八年，我到高雄醫院任職，同時開始跟早已進入這間醫院的哥哥洋一郎一起學習漢方，因此我所治療的不僅有胸腔相關疾病，還包含異位性皮膚炎、腎病症候群、潰瘍性大腸炎、過敏性腸症後群、慢性關節炎等等。

當時，過敏性疾病的治療案例不斷增加，讓我深感西醫的侷限性，因而啟用漢方，希望能達到治療效果。可惜，雖然漢方有一定程度的效果，但終究還是有侷限性。總之，我開始認為無法光靠藥物治療。

到了一九八四年，斷食療法導入，我深切體會到飲食療法的重要性。特別是患有生活習慣病或是過敏性疾病的患者，跟日常飲食之間更是有密不可分的關係。因此我開始認為，或許可以藉著改變飲食習慣，改善疾病。

另外，在這個時期，罹患異位性皮膚炎的患者人數開始增加，於是在一九八八年導入了心理療法。因為醫界已經普遍意識到過敏與心理狀態之間的關係。

區分專業的西醫此時也開始進行檢討，並衍生出整體醫學的思維方式，同時進一步將這樣的思維帶入治療中。整體性醫學就是把人視為一個整體，因此就連在西醫領域裡還弄不清楚的疾病，也可以藉此嘗試各種治療方法。

不過，無論是心理療法還是整體性醫學，都不是過敏性疾病的根本解決之道。

多次施行失敗後，我開始想著應該要更有彈性地納入西醫的成果。比如已證實類固醇吸入療法對治療氣喘有效，我認為應該要弄懂箇中道理，在治療異位性皮膚炎的時候，也確立「適當使用類固醇」這個療法。

一九九〇年時，每年平均約有三百至四百位異位性皮膚炎患者到高雄醫院就診。一九九五年起，我們開始提供異位性皮膚炎相關的綜合知識教學，並將此計畫通稱為「異位性皮膚炎學校」。

確立異位性皮膚炎及氣喘等疾病的治療方針之後，我們緊接著著手治療糖尿病。

一九九九年，首先由我的哥哥江部洋一郎院長（時任院長）導入減醣飲食，作為糖尿病患者在接受治療時的飲食。二〇〇一年起，我開始正式採用減醣飲食，並以這個新的飲食療法為基礎，積極進行治療與研究。同時，我也將這個飲食療法的效果寫成論文發表，並且出版書籍、創立部落格等，試著讓它更加普及。

後來，我確定了減醣飲食的效果不僅侷限在糖尿病，更可以對應一般的生活習慣病。

對於包含糖尿病在內的生活習慣病來說，採取減醣飲食非常有效，這讓我想到，改善日常飲食會不會就是解決生活習慣病的最終解答呢？

就這樣，我以一個胸腔科的醫師身分為起點，研究過中醫、斷食療法、異位性皮膚炎治療、心理療法，以及減醣飲食等各式各樣的療法，並將這些經驗統合起來，作為臨床醫學的治療方式。

即使我行醫已屆四十多年，但我認為自己可以處理如此廣泛的疾病，而且還能確立治療方法，主要是因為我能夠在看診時，以整體性來看待每個人。

就人類健康來說，心理、身體，以及人際關係，三者是不可分割的。

這就是我一路累積的經驗所帶來的結論。

疾病與心理壓力的密切關係

我們可以透過各式各樣的疾病觀察，看出心理、身體與人際關係三者密不可分。尤其異位性皮膚炎的治療，更能讓人看得一清二楚。接下來我將以異位性皮膚炎為例加以說明，其他各種疾病，也請都以相同角度來看待。

在進入異位性皮膚炎的案例解說之前，首先我必須要先說明的是，異位性皮膚炎是一種能夠治癒的疾病。

現在，市面上已經推出了效果卓越的治療異位性皮膚炎軟膏等藥劑。將適量的藥膏用最適合的方式塗抹在患處肌膚，可以消除發炎症狀（炎症）。接著再換別種軟膏，做好適當的肌膚保養，就可以在一定期間內保持正常狀態。

這麼一來，幾乎可以說是百分之百治好了異位性皮膚炎。

異位性皮膚炎這個疾病的根源，主要是過敏性體質或乾燥肌所導致的肌膚過敏，以及身體的屏障功能下降。

肌膚過敏導致身體的屏障功能下降↓出現刺激引發炎症↓發癢↓炎症惡化↓發癢狀況更加嚴重。

引發這個惡性循環的，就是異位性皮膚炎。因此，只要使用藥膏治好皮膚的發炎症狀，就可以終止這個惡性循環。

肌膚的表面細胞會在四週的新陳代謝週期中更新。即使屏障功能下降，肌膚還是可以慢慢更換成新的細胞。表皮可分成四層，包含基底層、棘皮層、顆粒層、角質層，不過只有最外圍的角質層負責擔起屏障功能。在維持屏障功能的時候，有一種名為「神經醯胺」的脂質（脂肪）扮演著重要的角色。如果可以讓肌膚保持在正常（沒有發炎）的狀態下，角質層就可以慢慢變得富含神經醯胺，屏障功能也會因此而恢復，異位性皮膚炎就能痊癒。

根據我的經驗，想治好異位性皮膚炎，至少需維持肌膚正常狀態半年到一年。

不久前，大多數人對於異位性皮膚炎都還停留在無法根治的印象中，但現在已經大不相同。請記住，這已經是一個可以治癒的疾病了。

當然，以實際的治療過程來說，並不是那麼單純。

理由有好幾個，首先第一點，異位性皮膚炎屬於過敏性疾病。過敏性體質指的就是容易過敏的體質，而體質幾乎是無法改變的。所以即使曾經治好，復發的機會還是很高。

不過，並不表示過敏性體質的人全都會得到異位性皮膚炎，這一點請絕對不要誤會。事實上，過敏算是很常見的狀態，但真正得到過敏性疾病的人卻沒有那麼多。擁有過敏體質，但並沒有罹患異位性皮膚炎的人，基本上占了絕大多數。

那麼，為什麼有人會罹患異位性皮膚炎呢？

談到這裡，就要說到心理問題。心理層面如果感受到壓力，就很容易引發過敏性疾病，異位性皮膚炎也是如此。如果有心理壓力，就會對發癢變得特別敏感。也就是說，有心理壓力的人，才會罹患異位性皮膚炎，而使用軟膏可以讓產生發炎症狀的皮膚暫時獲得改善。

然而，只要壓力還殘存著，稍微一點小小的刺激，就會再度誘使肌膚發癢。去搔抓發癢的地方，會促使產生新的發炎症狀。因此，想要長時間維持不發炎，相當困難。

青春期發生的異位性皮膚炎，常是因以下的原因。被霸凌；跟學校導師合不來；交不到朋友。因為這些原因而造成心理壓力的孩子們，往往都沒有辦法根治異位性皮膚炎。遇到這樣的狀況，我通常不會太急著進行治療。只要使用軟膏盡可能讓皮膚的發炎症狀獲得改善，減輕發病程度即可。

如果異位性皮膚炎變得太嚴重，可能會變得連學校都去不了。所以，雖然多少會殘留一些發炎症狀，但我會透過治療，讓病人恢復到可以前往學校上課的程度。倘若病況趨於惡化，我也會著手改善發炎症狀到一定程度，如此反覆進行處理。

這麼一來，症狀就可以減輕到最低限度，也就是持續控制異位性皮膚炎，達到可以恢復正常生活的狀態。

這並不是放棄根治異位性皮膚炎，而是一邊持續控制病情，一邊等待適當時機的到來。

對於這樣的案例，我會用「可以進行治療的異位性皮膚炎」來稱呼。當可以進行治療的狀態延續，只要適當時機到來，就可以真正治好異位性皮膚炎。

出現在青春期的異位性皮膚炎，大多都是因人際關係所誘發。

隨著升級，班級會變動，導師也會更換。

霸凌的狀況消失了。

國中畢業升上高中之後會交到新朋友。

這些改變能減輕心理壓力，皮膚發癢的症狀當然也就會趨緩。倘若軟膏能治好發炎症狀，整體來說就等於是控制得宜，再加上沒有產生新的發癢處，自然不會去搔抓，也不會衍生出新的發炎症狀。照這樣下去，只要做適度的肌膚保養，並維持半年到一年不發炎，大多可以痊癒。

異位性皮膚炎並不是源自於皮膚的異常，而是受有心理壓力的極大影響。憤怒、憂鬱、不安、慾求不滿等情緒太過強烈，使得心理壓力變大時，就很容易讓病情惡化。

而且，心理壓力的起因，大多跟人際關係有關。我們經常可以發現罹患異位性皮膚炎的患者，不擅長跟家人及朋友溝通。
事實上，其他疾病也有同樣現象。
身體與心理緊密相連，而心理又與人際關係密不可分。
思考疾病與健康的相關主題時，絕對不可以忽視這個事實。

「不治好也沒關係」的病

我相信應該有人認為，健康就是單指沒有生病。如果身體不會感到痛苦或不適，就會認為是很健康。
然而，真的是這樣嗎？
心理、身體與人際關係，我們每個人都是由這三大要素所構成。所以我認為健康也必須從這三個層面考慮。假設身體沒有任何異常，但心理和人際關係卻都出現了問題，就不能說自己是健康的。
原因就在於，心理及人際關係這兩個層面的問題，經常會以疾病的方式反應在身體上。

反過來說，身體產生疾病，事實上反而是一件好事。因為有時候疾病所扮演的角色，就是當事者在心理及人際關係兩方面的一種緩衝劑。

例如，有一位痛苦於婆媳關係的女性，罹患了異位性皮膚炎。這位媳婦為了進行每週一次的診療，開始往返醫院。她的目的是為了治好病，所以可以無視婆婆嚴酷的目光，昂首挺胸出門。

這件事情對她的心理層面來說，想必是非常棒的。畢竟這代表著一週可以有一次機會從婆婆身邊逃開。看完診回程的路上，可以跟朋友相約出遊，等於有了可以自由運用的時間。

總之，對她來說，由於異位性皮膚炎的關係，反倒讓她可以稍微從緊張的婆媳關係中抽離，創造出一個「讓心靈可以喘口氣的空間」。

遇到像她這樣的患者，我就不會堅持一定要完全根治異位性皮膚炎。只要將症狀抑制到能夠正常生活的程度就可以了。

自我能夠忍受的病痛程度，反倒可以換來人際關係及心理狀態的平衡。

我將這樣的情形稱之為「不治好也沒關係的異位性皮膚炎」。

所以，我們不能因為單純身體沒有病痛，就覺得一切都沒問題。如果心理狀態跟人際關係有問題，光是治好疾病，說不定反而會讓健康狀態惡化。

如果這位苦於婆媳關係的女性完全治好了異位性皮膚炎，會發生什麼事呢？首先她會失去每週一次可以從婆婆身邊逃開的時間。心裡的苦悶一旦愈演愈烈，不良的影響就會讓身體出現有別於異位性皮膚炎的其他病症。

也就是說，即使異位性皮膚炎治好了，若人際關係的問題依舊存在，就會引發下一起病症。

而且，下一起病症或許比異位性皮膚炎更難應付。

比方可能引發潰瘍性大腸炎等麻煩的病症。事實上，在高雄醫院就有好幾個病例是治好異位性皮膚炎之後，發生潰瘍性大腸炎。罹患潰瘍性大腸炎，不僅會發高燒，而且大腸會有出血症狀。如果演變成這種疾病，將會比症狀較輕微的異位性皮膚炎痛苦多了。

如果壓力再加重，也會衍生出心理疾病。

可能會出現情緒起伏大的症狀，嚴重的失眠也會讓疲勞日積月累，導致日常生活無法順心如意。心理一旦變得不穩定，人際關係也會較以前更加惡化，甚至出現家庭失和。

相較之下，罹患症狀較輕微的異位性皮膚炎可以說是好太多了，因為包含心理以及人際關係方面，都能因此取得平衡。

治好了，卻引發另一種病

或許有人會想：

「治好異位性皮膚炎之後，會引發其他病症，這是真的嗎？」

事實上，**像異位性皮膚炎這類過敏相關疾病，治好一個之後另一個又立刻發作的病例還真是不少。**有些患者簡直像在玩打地鼠，不管怎麼醫治，就是會不斷迸發新病症，如果這類型患者還處於嬰幼兒時期，我們會將這種情形稱為**「過敏進行曲」**。

從嬰兒時期起就罹患異位性皮膚炎的人，進入幼兒期會演變成氣喘，接著在成長過程中也會伴隨有過敏性鼻炎或蕁麻疹等症狀，這樣的例子所在多有。像這樣的狀況，就是疾病顯現的方式會根據患者本人身體的成長過程而有所變化。也可以想成是照著免疫力從未成熟階段到慢慢完備的過程，在每個時期產生不同的病症。有時候也會發生一個疾病還沒治好，下一個又疊加上來的情況。

另外，在我實際的診療過程中，也曾經遇過以下的例子。

有一位患者罹患了稍早提到的潰瘍性大腸炎，不僅有發高燒的現象，還有血便，陷入危及生命的狀態中。好不容易透過中醫治好這場病，卻立刻又引發氣喘；治好氣喘後，隨即輪到異位性皮膚炎登場。

潰瘍性大腸炎、氣喘以及異位性皮膚炎，全都是免疫系統相關疾病。而潰瘍性大腸炎是攸關生死的危險病症，雖然也有人因為氣喘丟了性命，但沒有潰瘍性大腸炎那麼危險。至於異位性皮膚炎則是幾乎不會威脅到生命。

經手過幾個類似的患者後，我稍微思考了一下，得到了一個結論：

「身體會為了避免產生太嚴重的疾病，而引發一些輕微的小病症，藉以繼續撐下去。」

如果這個想法是對的，那麼對於罹患較輕微的異位性皮膚炎且總是難以根治的人來說，說不定他們的身體是藉此保持良好的平衡狀態。畢竟也有例子是治好異位性皮膚炎之後，緊接著出現更危險的病症。

事實上，真的曾經有患者治好了異位性皮膚炎，卻因下一個出現的疾病喪命。

疾病剛痊癒，卻馬上「跳樓自殺未遂」

有一位在某年年終住院的異位性皮膚炎患者，經治療後，異位性皮膚炎確實好轉了，就連主治醫師及護理師都相當開心，覺得「真是太好了」。沒想到，這位患者在住院的某天深夜，突然跑到屋頂並跨越欄杆，作勢要往下跳。

幸好護理師發現得早，一把抱住他，阻止憾事發生，最後無事收場。但這位患者嘴裡卻一直說著奇怪的話。這是因為他產生了幻想。

由於情況危急，我們讓他在有護理師駐守的房間睡了一晚，然後直接將他送到東京大學附設醫院的精神科住院。

我想，這位患者恐怕是罹患了精神分裂症。或許他在異位性皮膚炎浮現的時候，精神分裂的症狀會顯得輕微許多。然而就在異位性皮膚炎痊癒後，幻想突然變得激烈，因此才會企圖跳樓自殺。

我認為當異位性皮膚炎肩負起心理不安定的緩衝劑，患者的心就多少能保持平衡，過著正常的生活，然而一旦失去了這個緩衝劑，幻想就會冒出頭來。

總而言之，對這位患者來說，浮現在皮膚上的異位性皮膚炎症狀，正好抑制了幻想的產生。

有了這次的經驗後，我有了以下的想法：

「**急著想要治好異位性皮膚炎這類外在能夠看到的疾病，稱不上是醫術好。**畢竟有些時候讓患者保持輕度症狀，藉以達到身心平衡的狀態是有必要的。」

這位患者算是非常罕見的案例。

但是從中我們可以看出，精神分裂症等心理疾病，可以藉著像產生異位性皮膚炎這樣的皮膚病而受到某種程度的控制，因此也就更能看出心理與身體間的關聯性是既複雜又深刻。

在此我只是用一個比較容易理解的案例來輔助說明，事實上其他各式各樣的疾病也都有相同的狀況。

心理、身體與人際關係。我想再次強調，思考健康議題的時候，關注這三者的平衡是最大的重點。

約有七成自閉症患者會罹患異位性皮膚炎

只要觀察自閉症患者就可以發現，心理壓力會對異位性皮膚炎帶來非常大的負面影響。

事實上，自閉症患者約有六到七成患有異位性皮膚炎，比例可以說是相當高。

對自閉症患者而言，要將自己的不適告訴身旁的人，是一件困難的事情。如果能把心中的煩惱說給某人聽，我們的心裡就會感到舒坦一些。但是自閉症患者很難將煩惱分享出來，所以會不斷累積壓力。

也就是說，人際溝通無法順暢進行，容易導致心理壓力。因此我們經常可以見到自閉症患者由於壓力的關係而搔抓、傷害自己的身體。

這就是自閉症患者有很高比例會罹患異位性皮膚炎的主要原因。

了解這件事後，我們就可以得知，就算沒有罹患自閉症，對於不擅長處理人際關係，或是不懂得坦率說出煩惱等在溝通上有困難的人，容易持續累積心理壓力。

這樣的人是異位性皮膚炎的高危險群，而且要治好也有難度。

心理壓力跟身體疾病之間的關係，就是如此密切。

阿德勒人際關係心理學是最佳健康指南

「你的生活方式以及治療病人時的思維，都跟阿德勒心理學很像耶。」同為醫師的友人說了這句話，所以我去看了阿德勒心理學相關書籍，結果我自己也感覺到「的確是如此」。

阿德勒心理學近年來在日本備受矚目，不過其實在歐美早就風靡許久，與佛洛伊德及榮格並稱為三大心理學。阿德勒所提倡的是「個體心理學」，強調若能改善人際關係，將能解決全部的人生煩惱。

改變自己的心態，進而改善人際關係，以構築理想人生，阿德勒的這種思維模式，在歐美不僅廣為人知，而且還被運用在一些知名的自我啟發書籍中。

我的生活方式及治療時的思維，竟與阿德勒心理學有那麼多共通點，這的確讓我感到相當訝異。

自從成為醫師之後，一路以來我嘗試過各式各樣的治療方法。

中醫、心理療法、整體醫學、斷食療法、異位性皮膚炎療法等，無論是哪一種，我都相當有自信，能夠列舉出非常多成果，再者，我也從這些治療方法中，確立了自己的治療方針。我為了讓治療成果更上一層樓，積極推廣這些治療法，就這一點來說，正符合阿德勒所倡導的「目的論」。

嘗試過各種治療方法之後，我將經驗運用在治療糖尿病上，最後所得到的就是減醣飲食法。

回顧這些治療經驗，我發現自己身為醫師的想法和採取的行動，在不知不覺中竟跟阿德勒的思維模式如出一轍。

比如，**阿德勒相當反對將人的心理與身體分開來看**。心理與身體都是組成人的重要關鍵，不應該分開來個別看待，要視為一個整體，這跟中醫及整體醫學的角度相同。

另外，**阿德勒認為人的心理狀態與人際關係息息相關**。就我的治療經驗來說，我也相當認同這一點，因此進行診療時，總是將「患者的人際關係可能會對疾病帶來的影響」作為前提。

心理、身體與人際關係密不可分。三者若是失衡，人就會生病。

以上所述，就如同大家所看見的一樣，都是事實。

我認為，**思考人們的健康與疾病時，阿德勒心理學也同樣有效**。

因此我借用了阿德勒的思維模式，將我到目前為止在施行治療過程中所得到的健康、疾病相關經驗法則，做個總整理。就像那些將阿德勒運用在自我啟發的人一樣，我也想將其運用在健康上。

只不過，我不是心理學專家，沒辦法針對阿德勒心理學進行詳細說明，而且那也不是本書的主要目的。所以即使不清楚他的心理學相關知識，也不需要擔心。因為我的用意只是想要將對於健康與疾病的理解，化為更有助於醫療的思維方式，所以不會提到艱澀的理論（阿德勒心理學的相關重點請參照第9頁）。

人類的健康建構在心理、身體與人際關係三者的平衡上。

我打算借助闡述人際關係的心理學，更簡單易懂地說明我的觀點。

第1章重點整理

- 要從整體性角度理解人類。
- 心理、身體，以及人際關係三者密不可分，而且跟所有疾病與健康有關。
- 醫師在診察時必須要意識到「人的整體性」，這一點相當重要。
- 「能治好的病」在時機到來時就真的可以治癒。
- 心理壓力過大時，病情也很容易惡化。
- 身體能夠承受的疾病，在某些情況下反而能保持人際關係及心理上的平衡。
- 也有「不治好也沒關係的病」。
- 過敏相關疾病，常有治好一個之後另外一個立刻發作的情況。
- 身體為了避免產生嚴重疾病，會引發一些輕微的小病症，以維持平衡。
- 單治好外在能看到的疾病，稱不上是醫術好。
- 自閉症患者有六到七成患有異位性皮膚炎。
- 阿德勒心理學是最佳健康指南。
- 心理、身體與人際關係三者若失衡，人就會生病。

第2章

疾病源自不合理的心態

比起原因，目的更重要

人活著是為了追求目標，而非探尋原因。

這是阿德勒心理學的觀點，意思是不需要去追究原因是從何而起，反而要去了解為了實現目標該做些什麼，並且做出選擇、付諸行動。

在理解疾病的治療及追求健康方面，我非常贊同這樣的看法。想要恢復健康，最重要的並非原因，而是目的。

我認為比起思考為什麼會生病，更應該探究如何達到治療疾病、讓自己多少變得輕鬆一些的「目的」才是最重要。

當然，找出病因這件事並非毫無意義。如果可以透過找出原因，並進一步消除原因，也能達到治病的目的。

然而，有很多時候是即使找出原因，也不知道該如何治療。在這種情況下，局限在探究原因對健康也不會有太大的幫助。

對於生病的人來說，一直想著「為什麼我會生病」其實一點好處都沒有。比方說，即使知道原因跟過去悲慘的經驗有關，也不可能就此治好疾病。

不管怎麼說，最重要的是減輕病症。

生病這件事不一定會讓人感到沮喪、陷入低潮。

事實上，也有人生了病反而覺得「真不錯」。

長期抱持著勉強自己的心態，在生活上自然會養成逼迫自我的習慣，進而對身體造成莫大的負擔。這時候，人類就會用疾病的方式反應出這種負擔。所以換個角度來看，生病其實也是知道自己正在勉強自己的一個契機。

將逼迫自我的心態或生活習慣置之不理，後續患上比目前浮現的疾病還要更加嚴重的重症，這樣的例子並不罕見。

眼前的疾病，就是身體給我們的警告。

健康且幸福地活著。如果這就是我們的目的，那麼與其去探究生病的原因，不如好好思考，如何利用疾病讓自己過得健康、幸福。

心態決定健康

一個人健不健康，端看個人心態而定。**只要改變心態，不管是疾病的治療，或是恢復健康，都會變得格外容易。**

疾病與健康都跟個人的心態密切相關，以下將以過敏相關疾病作為例子說明。因為過敏與心理壓力有很深的關聯性，再者，治療過敏性疾病的方法，要視患者自己本身的意圖而定，也就是要看清楚患者的目的，這一點非常重要。

接下來就以前面章節所提到的過敏性相關疾病——異位性皮膚炎為例，進行後續說明。

過敏源（生活習慣病）杯

異位性皮膚炎跟各式各樣的成因相關。幾個成因相互疊加，並且惡化到一定程度時，就會誘發異位性皮膚炎。

為了方便說明，我會用「過敏源杯」來當作比喻。

請想像一下在你眼前有一個杯子，這個杯子代表治癒異位性皮膚炎的能力。接著我們加入引發異位性皮膚炎的成因，就像把水倒入杯中一樣。

讓我先列舉出異位性皮膚炎的成因：

1. 體質（過敏體質等等）
2. 年齡
3. 皮膚生理機能異常（皮膚過敏或屏障機能低下）
4. 壓力（心理、生理、物理）
5. 自律神經失調

6.過敏源（食物、塵蟎、真菌、花粉等等）
7.刺激（機械性、物理性、化學性）
8.飲食生活（醣類攝取過剩）
9.季節變化
10.天氣（太熱、太冷、潮濕、乾燥）
11.空氣汙染（室內、室外）
12.感染（病毒、細菌）
13.運動不足
14.其他

在這些成因中，首先要為這些罹患異位性皮膚炎的人，在過敏源杯中加入一定量的過敏體質。接著，也要加上皮膚防護機能的異常。光是這樣，說不定杯子已經差不多裝到八分滿了。

在這種狀態下，心裡有煩惱的人還要加上心理壓力這個成因。而且氣溫的高低、乾燥與否等天氣條件也得加入，甚至還有空氣汙染、睡眠不足、疲勞等等。

這些成因的總體量如果增加到超過杯子的容量，水就會滿出來。

如此一來，異位性皮膚炎就會爆發。

也就是說，原本就已經是過敏體質的人，一旦疊加太多其他不良因素，就會衍生成異位性皮膚炎。

在異位性皮膚炎杯中占比最大的是過敏體質及皮膚生理機能的異常，以此兩者為底，加上其他成因，就會讓人搔抓皮膚、導致發炎症狀。

就像前面所提到過的，過敏體質並沒有那麼容易可以改變，然而皮膚的發炎症狀倒是可以藉著軟膏類藥物加以控制。

假設異位性皮膚炎杯中絕大部分是由過敏體質、皮膚屏障機能低下、搔抓刺激等三大成因所構成，進而伴隨皮膚的發炎症狀，那麼用軟膏抑制發炎症狀之後，杯中的內容物就會漸漸減少，異位性皮膚炎也就能輕鬆痊癒。

事實上，有一半以上的異位性皮膚炎患者都是在經過適當的治療後即痊癒。

然而，若杯中除了過敏體質、皮膚屏障機能低下及搔抓刺激，還加入了許多不良因素，光是抑制發炎症狀並無法讓異位性皮膚炎痊癒。

即使治好了發炎症狀，但由於過敏體質沒有改變，再加上許多其他不良因素殘留，杯中還是會留下九分滿左右的水。因此，就算曾讓杯中的水減少到不會滿出來，只要天氣產生變化，或是疲勞累積所帶來的壓力等因素一加入杯中，馬上就又會讓水滿溢。

總之，治療異位性皮膚炎的難易關鍵，取決於過敏體質、皮膚屏障機能低落、搔抓刺激等成因之外的不良因素有多少。

其他類型的過敏性疾病或生活習慣病也是同樣的道理。因此，異位性皮膚炎杯也可以稱為過敏源杯或是生活習慣杯。

在容易產生變化的成因之中，最容易滲入杯中的不良影響，就是心理壓力。

在人際關係上有重大問題的人，過敏源杯（生活習慣杯）中會累積非常大量的心理壓力。這類型的人，即使治好了皮膚的發炎症狀，但由於杯中還有著大量的壓力，所以只要有一點點風吹草動，馬上就又會形成滿溢狀態。

也就是皮膚的發炎症狀治好了之後，又會再次爆發，如此不斷反覆發生。

對這類人來說，若沒有減少杯中大量累積的壓力，異位性皮膚炎就無法痊癒。

再者，心理壓力大多數情況是由人際關係所導致。也就是說，如果不能改善帶來心理壓力的人際關係，異位性皮膚炎就難以治癒。

過敏源（生活習慣病）杯也可說是治癒力杯。在這個杯中累積大量心理壓力的人，很難治好病。

然而，就算知道心理壓力是來自於人際關係，但問題也無法輕易解決，所以對這類型人來說，首要之務是讓自己保持在杯裡的水將滿未滿的狀態，等待壓力大幅減少的機會，這是比較好的作法。

第1章提到的，「不治好也沒關係的異位性皮膚炎」，指的就是這樣的狀態。

治癒力杯也適用於其他多種疾病

前面舉出的治癒力杯，不只可以用在異位性皮膚炎，也適用於其他各式疾病。人的體質各不相同，身體偏弱的部分也因人而異。

有些人腸胃較弱，動不動就拉肚子或便祕；有些人很容易胃痛；還有耳朵容易生病、皮膚較脆弱的人……

一旦身體疲憊、天氣不穩定、缺乏營養等對身體會產生不良影響的條件累積到一定的量，上述這些偏弱的部分就容易以疾病的方式呈現出來，這跟前面所說的過敏原杯如出一轍。

同樣的，除了異位性皮膚炎，其他過敏相關疾病也都是如此。

即使是過敏體質，也不一定會爆發過敏相關疾病，要不良因素累積到一定程度才會發病。

羅患異位性皮膚炎的人，在澈底治療皮膚的發炎症狀後，就能獲得痊癒。

但若同時還有免疫系統調節能力偏弱等問題，或是依舊有沉重壓力，就很有可能會對皮膚以外的弱點帶來不良影響。

比如說支氣管偏弱的人，就可能在感冒惡化時引發氣喘。

也就是說，**在治癒力杯滿溢的狀態下，氣喘會取代異位性皮膚炎出現**。

同樣的道理，大腸偏弱的人，一旦疲勞累積或壓力沉重等因素讓杯子滿出來，就會引發潰瘍性大腸炎，並苦於出血及高燒。

跟演變成潰瘍性大腸炎比起來，當然是症狀輕微的異位性皮膚炎比較好，這也就是第1章所說的「不治好也沒關係的異位性皮膚炎」。

再者，有些人會因治療異位性皮膚炎而往返醫院，反而稍微減輕心理壓力（如第1章中為婆媳關係而苦的女性），所以如果治好了異位性皮膚炎，反而會增加心理壓力，這種患者也是屬於「不治好也沒關係的異位性皮膚炎」。

另外，**治癒力杯的比喻也可以用在一些非過敏性相關的疾病上**。

特別是背負著巨大的心理壓力時，一旦治好異位性皮膚炎，壓力的影響將會移往其他心理相關疾病。

就像前面所說的，有心理疾病這個成因的人，在異位性皮膚炎痊癒後，精神疾病可能隨之惡化。

心理壓力會對各式各樣疾病帶來負面影響，所以沒有辦法單純地說治好某種疾病，就一定會變健康。

心理壓力會影響治癒力杯

心理壓力在治癒力杯中累積之後，容易引發疾病。壓力除了會對疾病帶來負面影響，事實上還有另外一個影響。

那就是：**一旦有壓力，治癒力就會降低。**

簡單來說，只要有壓力，治癒力杯就會受到影響，能裝載的容量也會比原本的來得少。

原本應該可以承受一百個負面影響，結果變成只剩下八十、甚至五十個，疾病也就會因此找上門。

接著來說明一下所謂的壓力。

壓力可分為幾種。

首先是物理、機械性的壓力。

比方說陽光。曝曬在強烈陽光下時，皮膚會因紫外線而開始發疼。處在汽車或工廠的廢氣中，則會刺激眼睛、喉嚨及皮膚，進而感到疼痛。這些來自於物理性及化學性刺激的壓力，都會造成身體的負擔。

還有來自於天氣的壓力。極為寒冷或是極為酷熱的天氣，都會增加人體的負擔。寒冷會讓身體微血管收縮，反之，炎熱會讓血管擴張，並且大量排汗。為了面對氣溫的變化，身體必須做出各式應對。再者，天氣如果冷熱驟然變化，身體還是會想辦法適應，因此負擔會比一般情況大上許多，壓力當然更不容小覷。

接下來還有肉體的壓力。激烈的勞動與運動等，會對肌肉造成莫大負擔。再者，長時間一直不讓身體休息，也會形成負擔。這些狀況都會讓身體累積疲勞，所以便稱其為肉體的壓力。

不管是機械性的壓力也好、天氣的壓力或肉體的壓力也罷，都是日常生活中一定會碰到的，某種程度上來說也算是無可奈何。因此可以說，像這種類型的壓力，是每個人都共同必須要面對的。

不過，有種壓力會因為對象不同而有巨大的差異，那就是內心的不安或煩惱所造成的心理壓力。

不安的時候，心臟會撲通撲通狂跳，手心也會冒汗。這就是心理狀態反應在身體上。

感到不安的時候，之所以會心跳加速、汗如雨下，是因為我們預測到有危險，身體進入應對緊急事件的備戰狀態。也就是說，心理狀態反應在身體上，是人類為了生存而演化出的一種必要機制。

然而，心跳加速、汗如雨下的狀態，對身體來說會造成相當大的負擔。

每個人的心理狀態都大不相同，若說有人可以平心靜氣度過日常的每一天，就一定也有人每天都活在滿滿的不安與煩惱中。

倘若一直無法消除心中的不安，身體會一直維持在準備應對緊急事件的備戰狀態下，因而帶來莫大的負擔。

正是因為這樣，**心理壓力大的人，將無法充分使用原本應該要用來治癒疾病的能量，治癒力杯也會受到影響**。

前面提到「不治好也沒關係的異位性皮膚炎」，這類型患者大多是成人。成人已經不會再繼續成長，所以如何讓自身免疫力發揮到最大極限，就顯得更加重要。

請務必經常確認自己的壓力是否對免疫力造成干擾，這相當重要。

讓被壓力影響的杯子恢復原狀

壓力之所以會破壞與生俱來的治癒力，主要是因為身心失衡。身心平衡對健康來說非常重要，這是從很久以前就廣為人知的。

比如中醫就相當重視平衡。

陰陽能夠達到平衡，五臟六腑互相調和，疾病就不會找上門，這就是中醫的思維模式。

在中醫裡，有一個說法是：氣血紊亂、五臟六腑也不協調，就會生病……

前面有提到一個例子，治好潰瘍性大腸炎之後，氣喘或是異位性皮膚炎就冒出來了。關於這個病例，中醫的解釋如下：

中醫認為，大腸及肺部互為表裡，治好潰瘍性大腸炎這個大腸的疾病後，疾病就轉移到具有表裡關係的肺部去，這是再自然不過的。

再來談肺部與皮膚。中醫認為肺部掌控著皮膚，兩者關係相當密切，因此從氣喘轉移到皮膚類疾病的異位性皮膚炎，也是自然而然的變化。

即使到了現代，西醫對於過敏性疾病還是有許多不了解的地方，相對來說，中醫以人的整體平衡為思考核心，對於過敏性疾病的說明，比西醫讓人容易理解。

治癒力是身體整體平衡的問題。因此，站在中醫的角度，是可以讓治癒力杯恢復原狀的。

比方說，中醫所指的陰陽，不僅存在於每個人各不相同的體質中，也存在於生活習慣中。中醫有時候會藉由改變生活習慣來改善病症，而非使用藥物治療。

飲食習慣非常糟糕的人，或是生活習慣相當差的人，身體的平衡會崩解，治癒力也會隨之下降。有這種狀況的人，可以運用中醫的觀點來改變日常生活，如此一來自然能讓治癒力恢復原狀。

也就是說，減輕日常壓力，就能讓治癒力杯回到最初的狀態。

另外，如果是因為心理壓力，也有透過心理療法恢復治癒力的方法。事實上，真的有異位性皮膚炎及氣喘患者嘗試了心理療法，並獲得改善。

人類的心理及身體，就是像這樣，透過壓力而緊密相連。

氧化壓力是萬病之源

我相信大家應該都聽過「氧化壓力」這個說法。這裡所提到的壓力，跟前面所談的不同，屬於專業的醫學名詞，不過最近這個詞受到了廣泛的注目。

主要是因為現在的西醫將氧化壓力視為萬病的根源。

為什麼氧化壓力對所有疾病都會有不良影響呢？在此簡單說明。

只要氧化反應及抗氧化反應能夠取得平衡，人類身體就可以健康活動。

氧化反應是自由基造成，身體一旦為了活動而製造能量，就會產生自由基，而

自由基會傷害身體的細胞。

血管的細胞若是受到傷害，會成為動脈硬化的成因，而動脈硬化與腦中風及心肌梗塞有關。

再者，如果產生動脈硬化，全身血管會變得殘破不堪，血液流動也會變差。一旦血液流動狀況變差，不僅器官容易陷入異常，身體如果有較虛弱的地方，也會難以治癒，甚至容易惡化。

細胞受到傷害時容易引發癌症以及阿茲海默症，這是已知的事實。但自由基還是有其功用的，比方說分解細菌，唯有生產過剩時，對人體來說才是不好的物質。

為了減少自由基，人體會製造抗氧化物質，避免自由基對身體細胞造成傷害。只要抗氧化物質能順利運作，理論上就可以防治自由基的危害。

然而，抗氧化物質還是有無法發揮作用的時候。比方說糖尿病患者的抗氧化物質就沒辦法正常運作，因為高血糖會帶來干擾。另外，有抽菸習慣的人，體內的抗氧化物質也會因為尼古丁而無法發揮。

現在我們知道，糖尿病患者以及有抽菸習慣的人，都是動脈硬化的高危險群，同時也很容易罹癌。理由之一就是與此相關。

綜上所述，**氧化反應若是強過抗氧化反應的狀態，就稱之為氧化壓力**。

先前提到的**心理壓力，也會妨礙抗氧化物質的運作**。

心理壓力會打亂三大超級系統

接下來要說明的是心理壓力為什麼與身體的疾病有關。

人的身體有各式各樣複雜機制，而且全部都緊密相聯、一環扣一環，可說比精密機械還要複雜。在這樣的身體機制中，又有三個特別複雜的系統——免疫系統、神經系統，以及內分泌系統。以上三者在人體內全都是非常複雜的存在，而且重要性非比尋常，所以醫學界稱其為超級系統。

心理壓力會對這三大系統帶來不良影響。

首先，我來就每一個超級系統個別做個簡單的介紹。

免疫系統指的是守護身體免於病毒、細菌、毒物危害的機制。它會記下曾經讓身體患病的菌種，下次再有同樣細菌入侵時，它會立刻備戰進行驅逐。基本上就跟與罪犯作戰的警察一樣。

神經系統如同字面上涵義，是從大腦延伸到全身的神經網絡。透過神經網目，大腦可以將命令傳達給身體中各個組織，同樣地，身體各處也會將重要事情傳回給大腦。也就是跟電話或網際網路一樣。

內分泌系統則負責生產荷爾蒙。人體內的荷爾蒙種類非常繁多，有了這些荷爾蒙，全身細胞才能維持健康或是好好休息，等於是決定細胞工作方式的機制。因此內分泌系統可以說是讓身體動起來的開關。

這三大系統彼此之間有極為複雜的聯繫模式，而且會互相合作、協同作戰。生病的時候如此，想要預防疾病也是，這三大系統都不可或缺。

比方說有壞菌闖入身體裡，擔任電話角色的神經就要趕緊通報，讓大腦可以下令製造負責開關的荷爾蒙。然後身為警察的免疫系統會展開攻擊，一舉消滅壞菌。

只不過，一旦感受到壓力，這三大系統就會受到不良影響。如果因此導致無法正常運作，我們就會生病。

要是一個國家裡頭沒有警察，犯罪事件當然會大幅增加，相反地，要是警察連無關緊要的事情也進行取締，就會演變成一個緊繃且苦悶的社會。

同樣的道理，要是體內免疫系統偏弱，人很容易受到感染而得病，但要是免疫系統在工作上做得太過火，就容易讓人產生過敏反應，或是罹患自我免疫系統相關疾病。

因此，不論是神經系統還是內分泌系統異常，都會讓人生病。

就像前面所提到的，心理壓力會為這三大系統帶來不良影響，一旦它們無法正常運作，人體將會陷入氧化壓力的狀態（請參考P56），並成為萬病之源。

心理壓力也會讓尿酸值及血糖值上升

壓力會對身體帶來不良影響。

特別是心理壓力，是所有壓力中最危險的。

內心一旦感受到壓力，尿酸值就會攀升；尿酸值一增加，就會引發痛風，所以心理壓力對痛風相當不利。

曾在鹿兒島大學擔任醫學部教授的納光弘先生，是研究痛風的專家，他寫了《即使喝啤酒，還是能將痛風治好！》（痛風はビールを飲みながらでも治る！）一書，用以闡述親身經驗。

聽說納先生在接任痛風協會會長一職時，尿酸值突然一口氣飆升。然而就在他卸下會長職務之後，尿酸值就立刻回到了正常值，也就是稍微喝一點啤酒，血糖值也不會升高。

當一個協會的會長，身上背負的責任非常大，而且還要居中協助調整為數眾多的研究者們，聽取大家的意見，算是在人際關係上必須面對諸多困難的一份工作。因此，自從接任會長之後，納先生的心理壓力就很沉重。

因為心理壓力，才讓他的尿酸值飆升。

再者，只要是糖尿病的專家就一定都知道，心理壓力也會讓血糖值上升。內心一旦感受到壓力，身體會處於亢奮狀態。此時，身體會分泌腎上腺素。而腎上腺素一分泌，就會作為提高血糖值的開關開始運作。

心理壓力就是這樣，會對痛風及糖尿病帶來負面影響。

根據這些例子我們可以得知，心理壓力一旦產生並反應在身體上，就會對免疫系統、神經系統及內分泌系統造成影響，破壞身體運作的平衡，人也就容易生病。

容易生病的性格，不容易生病的性格

在觀察因為異位性皮膚炎等疾病而來醫院就診的病患們之後，我發現他們的性格似乎有一個共通的傾向。

異位性皮膚炎患者中，有很多人個性太過認真，沒有圓融的彈性，或者是不擅長溝通。

比方說在診斷完要決定外用藥物時，我會問：「軟膏要使用哪一種呢？」這類型病患就會回：「請等一下，唔，那個……」然後對話就中斷了。

之所以會說不下去，並非是因為他們沒有判斷的能力，也絕對不是沒有下決定的理解能力。而是因為在決定使用的藥物之前，還有些自己在意的問題、想要問清楚的地方，但卻遲遲無法說出口，因而沉默了下來。

假設是一個善長溝通的人碰到這件事，一定可以迅速確認好自己在意之處，然後說：「請給我這個和那個。」馬上做出決定。

明明溝通能力並不像自閉症患者一樣極端低下，但還是會因為不擅長處理人際關係而發生類似狀況。這類型人可能自己都沒有察覺吧，不過人際關係真的容易對心理帶來壓力。

心理壓力又會衍生出疾病。

個性太過認真的人也容易生病。認真的人有強烈責任感，比方說發燒到三十九度了卻還是不向公司請假。如此一來當然會讓病情惡化，或是造成更嚴重的疾病。

這樣的人就好的方面來講是很認真，但就不好的方面來說，就是對於逆境的感受很遲鈍。

事實上我也是屬於遲鈍類型的人，曾經發燒超過三十八度還沒察覺，一如既往地診療病人，直到門診結束之後用體溫計一量，才終於發現自己不對勁。

而且，這些太過認真或不擅長溝通的人，即使身體狀況不佳，也會因為不喜歡打電話請假，而無謂地勉強自己。

不管怎麼說，個性太過認真，或是不擅長人際溝通，都很容易生病。

相反地，也有些人是屬於對身體狀況相當敏感的類型。

這類人會在體溫量出三十六點七度的時候，認為比平常標準要高出零點三度，而直接向公司請假。這類人在公司裡可能會有一些不太好的評價，例如「老是任意妄為」「沒有責任感」等等。

不過，他們會馬上察覺自己的「身體狀態不好」，所以往往不會真的生病。

這並不是因為他們不會把工作的優先順序擺在自己健康體前面，也不是無法說出「想要休假」這句話，而是因為他們心裡不容易堆積人際關係的壓力。

人際關係不僅與心理壓力密切相關，也與身體疾病密不可分。

請務必記住這個重點。

如果覺得這個觀點很有道理，就試著不要太在乎別人怎麼想，好好優先傾聽自己身體的聲音吧。

比起探究生病的原因，「治癒」更重要

為了恢復健康，每個人做的第一件事應該都是去找醫師。

在此以糖尿病患者為例。這位糖尿病患者來到高雄醫院，接受我的診察。此時他所做的，就是思考「為了改善糖尿病症狀，該找誰看診比較好」，並選擇了與我這名醫師建立起人際關係。

診察過程中，患者與我展開對話。

首先，我就檢查結果向患者說明糖尿病目前狀況，接著介紹減醣飲食法這種飲食療法，也就是在飲食中避免攝取醣類食物，血糖值就不會上升，空腹時的血糖值也會迅速下降，如此一來即使罹患糖尿病，只要血糖值不會升高，就可以避免產生併發症。

患者的思考脈絡如下：

我從朋友那裡曾聽說過減醣飲食法似乎對糖尿病很好，所以知道這個方法。也因此，我才會選擇來高雄醫院找江部醫師。實際聽了醫師的說明之後，我認為這個方法應該真的會有效。可是三餐都不吃飯也不吃麵包，這樣的方式我真的能夠持續下去嗎？對此我感到些許不安。眼前的醫師雖然是初次見面，不過卻很聊得來，所以我決定坦白說出自己的不安。

「雖然我很想嘗試看看，但是完全不吃飯真的有辦法堅持下去嗎？」

於是我提議：

「就先試著做做看吧！假如真的沒辦法持續，再來思考其他方法就好了。」

得到患者同意後，我便將營養師介紹給他。於是，患者與營養師之間的人際關係就展開了。

患者為了要改善糖尿病，所以跟我這個醫師建立起人際關係。只要關係良好，接下來就能和營養師開始互動。如果這方面也可以順利進行，患者就能夠投入新的飲食療法。

跟我之間的關係如果能夠順順利利，患者對於減醣飲食這種新的飲食療法所產生的不安就會減少許多。

再者，若是與營養師也能夠維持良好關係，患者也能安心持續進行飲食療法。

如此一來，至少減醣飲食法就可以持續下去。

隨後，患者的血糖值大幅降低，體重也在轉眼間減輕，不僅半年後減到了標準體重，而且相當穩定。糖化血色素（HbA1c）同樣以月為單位顯著下降。

患者到高雄醫院接受我的診療期間，確認了自己愈來愈好轉，所以喜不自勝，並確信飲食療法真的有效。在每日實際的飲食上有任何不懂或困擾的地方，他也會提出來跟營養師討論，同時藉此對持續採行飲食療法愈來愈有信心。此時，患者就可以逐步達到我認為的理想境界，也就是「好吃、開心，而且可以永遠持續的減醣飲食法」，當然未來也可以保持在穩定狀態，不需要擔心併發症。

接受我的診察，認同我所說的話，接著與營養師討論，最後抱持著信心。

所有的一切都是為了改善糖尿病而做。

由於是為了自己而做出選擇，所以會得到這樣的結果。我認為所謂的治病，就是這麼一回事。

阿德勒說，我們人都是為了各自的目的而不斷思考、不斷前進。重點並不在於什麼原因造就什麼結果，而是要以創造結果為目的去選擇想要採取的行動。

最重要的是目的，而非原因。

因此我認為，患者在治療疾病的時候，比起找出病因，更重要的是目的，也就是「治癒」。

所有的努力都是為了健康這個目的。**為了達到健康的目的，認識醫師並建立起人際關係，稱得上是最重要的第一步。**

第2章重點整理

●人活著並不是為了探尋原因，而是為了追求目標。

●疾病是身體帶給我們的警告。

●治癒力杯裡累積大量心理壓力的人，很難治好病。

●異位性皮膚炎治好之後卻演變成氣喘或其他疾病的病例所在多有。

●治癒力杯的比喻也適用在過敏性疾病以外的其他疾病上。

●人一旦有壓力，治癒力就會隨之下降。

●身體的平衡遭受破壞導致治癒力下降的人，只要調整日常生活，自然就能讓治癒力恢復。

●人的心理與身體會透過壓力緊密相連。

●自由基會傷害身體的細胞。

●內心的壓力會妨礙身體的抗氧化反應，並且帶來強力的氧化壓力。

●心理壓力會對身體的三大超級系統帶來不良影響。

●心理壓力也會對痛風及糖尿病造成不良影響。

●性格太過認真，或是不擅長人際溝通的人很容易生病。

●認識醫師並建立起人際關係，是邁向健康的重要過程。

第3章

健康的定義由自己決定

健康，由自己決定

人所有行動，全都是自己選擇的。

阿德勒如是說。

我認為，**健康方面也是如此，全都是自己的選擇。**

究竟健康代表著什麼，每個人應該都有不同的看法。

單純只是身體沒有任何疾病，並不能稱之為健康，相反地，即使生病了，也不見得就不健康。

就算身體沒有什麼病痛，只要人際關係沒有處理好，心裡總是充滿不安及煩惱，這樣的人恐怕也不會覺得自己很健康。

反過來說，即使身體有一、兩種疾病，但若是可以控制在不會感到不自由的程度，並且滿足於自己的生活現況，就可以稱得上是健康。

無論是身體、心理，甚至是人際關係，都會因為不同人而有各種不同的狀態。

在人生這條路上，每個人的條件都不同，在什麼樣的狀態下會感到開心，說到底，只有自己最清楚。

想要保持在什麼樣的狀態，完全都由自己決定。

我認為健康方面也是如此。

即使處於一個旁人看來並不健康的狀態，只要自己能感到滿足，就是處於他自覺的健康狀態。

就像阿德勒所說，每個人都是根據自己的目的而選擇自己想要的人生。

決定自身健康的三大條件

我認為健康的涵義應該要由自己決定。

不過，其中有三個條件。

首先，請先加上一個條件：不可以隱藏自己真正的想法。

想喝酒想喝多少就喝多少，菸也是一直抽個不停，一概不碰自己不喜歡的食物，想睡就睡、想醒才醒。

像上述這樣的生活狀態，如果全都是發自內心喜歡，做了會發自內心感到滿足，那倒是沒有任何問題，但，這樣真的能讓人感到滿足嗎？

肥胖、高血壓、糖尿病、酒精成癮症、心肌梗塞、癌症、失智症……

就算因為混亂的生活而罹患這些疾病，也完全不會感到後悔嗎？如果真的沒有一絲後悔，當然可以將健康的定義延伸至此，因為那全都是出於自己的選擇。

但要是不知道自己的生活習慣會增加罹患疾病的風險，生病後才感到後悔莫及，這單純只是欠缺考慮，不能說是健康狀態。

若是明知這些生活習慣會帶來罹病的風險，卻告訴自己「還不要緊」「想太多」，也就是看見了危險卻假裝沒看到，那只能說是在欺騙自己的真心而已。

不要欺騙自己，完整接納原本真正的自己。

為了替自己決定健康的定義，做到這一點非常重要。

緊接著第二點，想要追求健康，**信賴他人**也非常重要。

當感到身體不適，難得有人因為關心而建議你「去看個醫師吧」，但你卻固執地認為「不用，我沒事。對我來說這不過是件小事」，結果可能會拖延成嚴重的大病。即使接受診察，若無法信任那位醫師，治療效果就無法展現。

所以說，信賴他人對於維持健康相當重要。

第三個重點則是**在生活中打開感知，幫助需要幫助的人**。

這是因為心理問題對健康來說非常重要，而與他人所建立的人際關係，對心理層面來說又具有重要的意義。

我認為，真正的健康是從幸福感中生出。

而且，幸福的感覺是自己能對他人有所幫助時所產生的。光是自我滿足，在人際關係方面一定無法順利。要是為了滿足自己一時的慾望，在生活中持續自甘墮落，並進而招致嚴重的疾病，到時候痛苦的不只是自己，所有家人都會受到連累。

反過來說，如果自己沒有任何剛剛提及的疾病，而且平時就能感受到幸福，就能跟家人及朋友開心度過每一天。就人際關係的層面來說，這就是一種貢獻。

幫助他人→覺得幸福→健康。

我的想法就是如此，而我對健康的看法，基本上跟阿德勒心理學非常像。

- **完整接納真正的自己（接受自我）。**
- **信任他人（相信他人）。**
- **幫助他人（對他人做出貢獻）。**

阿德勒認為這三者就是建立良好人際關係的前提。

同理，我認為只要具備這三個條件，就可以由自己決定健康的定義。

完整接納原本的自己（接受自我）

完整接納原本真正的自己，就是阿德勒所說的接受自我，不過這與自我肯定或自我否定都不相同。

所謂的自我肯定，指的是關於自己的事情，無論如何都認為是最好的。

我們假設有個人脾氣相當暴躁，但他本人並不這麼覺得。

「我才不是脾氣暴躁的人，我的個性很圓融呢。」這是他心裡真正的想法。這就是所謂的自我肯定。總而言之就是對於事實有所誤解。

相反地，也有人會這樣想：

「我的個性很暴躁，真是糟糕啊。」

這就是自我否定。也就是將自己的特色當作討厭自己的理由。

完整接納真正自己的人，跟這兩者都不同。他們的想法是：

「我的個性挺暴躁的，不過，也沒什麼大不了啊。」

認清事實，但不做出評價。

自我肯定的人喜歡逞強。

自我否定的人則討厭自己。

沒有以上兩種狀況，單純當作自己的特色淡然認同，就是所謂的接受自我。

不過，這件事說起來簡單，實際要做到卻相當困難。因為每個人都有弱點，而且都會以此為理由，耿耿於懷、悶悶不樂。

我也有弱點。

年輕時，我相當在意自己長得很矮、腿很短。我在團塊世代（日本戰後嬰兒潮）的末期出生，年輕時是人高馬大的長腿男模風行的時代，所以我懷抱著滿滿的自卑感。還記得那時候，我每每站在澡堂的大鏡子前，就會想「要是可以再長高一點就好了」，或是「腿要是長一點就好了」。

差不多到了四十歲左右，我才終於可以轉念為：「長得不高、腿也很短，但也沒關係啦。這樣也不錯啊。」

身高及腿長這類問題，從別人的角度來看一定不是什麼大不了的事。儘管如此，但對本人來說卻感覺是個天大的問題。

如此這般，要完整接納原本真正的自己就是這麼困難。

更何況是身懷重病，或是體質孱弱，若也要完整接納，當然不容易。然而，這卻是邁向專屬於自己的健康之道時，真正的起點。

尋求安心感的病患從全國各地湧來（信賴他人）

想要得到真正的健康，能否信賴他人這點至關重要。關於這件事，最容易理解的例子就是生病的時候去找醫師看診，是不是能夠信賴醫師。

聽說有些經驗老道的醫學教授，會將「讓患者安心就可以提升治療效果」當作看診時的技巧，傳授給年輕醫師，建議醫師們要讓患者產生安心感。

「診察時手一定要保持溫暖。光是做到這一點，就可以讓患者感到安心。」的確，若能讓患者感到安心，治療效果就會提升，這是不爭的事實。以我個人的經驗來講也是如此。

不過對我來說，從年輕開始當醫師以來，就一直用最自然的態度在看診，也頗能受到患者們的信賴。

當然我並沒有「看診前特地把手弄暖」這類技巧，所以每當觸診時聽到患者喊「好冷」，我就會說：「啊，抱歉。今天真的很冷呢。」就只是像這樣，讓眼前的狀況變成稀鬆平常的日常對話。

比起讓努力對抗疾病的患者感到安心，我認為應該要自然、平等對待，結果我發現這樣反而可以自然地讓對方產生安心感。但我似乎從一開始就是這樣的人。

拜此所賜，當我還是個普通的臨床醫師，已經有非常多患者想找我看病。

將近四十年前，記得我剛到高雄醫院工作時，來這間醫院掛號的患者實在少之又少。

高雄醫院位在京都的山區，算是非常偏僻的地方，周邊的住家非常少，而且原本還被當作結核病的療養院，就連在地人都很不喜歡靠近。

因此，從早上開始算起，一天上門的患者大概就是一、兩人而已。

但就在我加入了三、四年之後，掛號的病患經常大排長龍。在還沒開始施行預約制之前，上午的門診往往都會看不完，經常忙到沒辦法好好吃頓午餐，夜診也會忙到晚上十點或十一點左右。

從那時候開始，我每天光是上午就要看四十到五十個病人。以一般的醫院來說，差不多是二十到三十個人左右。一般年輕的醫師在投入看診之後，要達到這樣的水準，恐怕需要花費不少年。

當時剛好有媒體報導高雄醫院，許多人開始知道高雄醫院是專業的中醫醫院。然而，即使加上了媒體的影響力，只用了三、四年的時間就讓一間山中偏遠的醫院人滿為患，實在是不可思議。

所以我想，或許是因為對患者來說，我是一個相當好相處的醫師吧。

無論是醫師還是患者，關係都是對等的。

雖然打從一開始我就認為這很理所當然，不過我應該是被患者們認定為是一個可以安心來往的醫師了吧。也因此我才能夠獲得患者們的信賴，進而做到今天的成績。而我也察覺到，患者願意信賴醫師，對他們自己的健康也相當有幫助。

原因是因為**我之所以能夠催出生新的治療方法，都是源自於患者對我的信賴**。

在為數眾多的患者中，有些人的病並不容易醫治。我無論如何都希望能治好這樣的病人，每天都在煩惱著。所以我會嘗試各式各樣不同於一般的治療方法，並確定下新的治療方法，用來醫治患者，讓他們能夠痊癒。

為了追求健康，人與人之間的信賴關係比什麼都重要。

我想每一位患者都能感受到在追求健康的時候，信賴關係有多重要，當年還是菜鳥的我，卻可以吸引大量患者前來，就是最好的證明。

藉由患者們的幫助，確立治療方法

阿德勒心理學重視人際關係，理所當然會被廣泛運用在潛能開發的相關書籍上。會看潛能開發書籍的讀者，多是想要獲得成功，或是尋找突破，從這個觀點來看，我的例子也可說是運用阿德勒心理學而獲得成功的證明。

以我來說，我並不期待透過醫師的身分賺大錢，但跟患者之間保持良好的關係，的確讓我能做好醫師這個工作，所以就這一點來看，或許人際關係真的是成功的秘訣。

我到職之後，高雄醫院幾年之內就成了知名的中醫醫院，接著更以治療異位性皮膚炎及糖尿病而享譽全國。

現在的我，致力於推廣減醣飲食法，將其用在糖尿病及各種生活習慣病的治療上，因此我的患者從日本的各地蜂湧而至。

可以確立新的治療方法，無庸置疑地歸功於患者們對我的信賴。

踏上通往健康的道路，就從信賴他人開始。

我非常確信，與患者維持良好的人際關係，並且獲得患者的信賴，醫師才能真正對患者的健康產生正面影響。

以醫師身分提供幫助（貢獻他人）

我從年輕時起就患有過敏性鼻炎，現在則是糖尿病患者。然而我卻還是能夠確實地感受到自己健康地過著幸福人生。

我想我之所以能夠如此，最大的理由就是我以一個醫師的身分把每一天都過得非常充實吧。

我在一九六〇年代末期進入京都大學醫學院就讀，當時正是全學共鬥會議（日本學運）盛行的時期。一九七四年，我從醫學院畢業，繼而進入京都大學結核胸腔病症研究所。一九七八年，我來到高雄醫院任職，當時我的哥哥已經在此服務了。

事實上，那時候我的教授曾建議我到其他醫院工作，但為了某個原因，我婉拒了這樣的建議，並進入高雄醫院任職。

主要是高雄醫院的院長病倒了。當時的高雄醫院連同常駐醫師及院長在內，總共只有三個人。院長一病倒，就只剩下副院長以及我的哥哥，人力非常吃緊。因此，為了幫忙哥哥，我不得不選擇前往高雄醫院。

我的教授得知事由之後，雖然感到驚訝，但並沒有因此生氣，只淡淡說了一句「就這樣吧」，藉以表示他能夠理解。對此我真的由衷感謝他。

不過對我來說，去高雄醫院只是一時的權宜之計，所以我只打算待個一年左右，接著回到正常軌道，進入京都大學附屬醫院。

然而，待在高雄醫院的期間，我的職責比重愈來愈高，一年後甚至到了「如果我辭職，高雄醫院就難以繼續營運」的狀態。到了第三年左右，所有住院及門診的患者，已經有四到五成是我的病人。可能是因為我這個人的性格比較好相處，所以患者們才會聚集到我身邊來吧。

另外，身為一名醫師，日常的事務性工作也是不可少的。除了看診，還要寫申請保險金用的診斷書，診療相關資料、住院病歷、出院時的資料或摘要等，還必須和患者及其家人面談，因此負責的患者愈多，事務性的工作就會不斷增加。

看診及事務工作，讓我的日常生活忙得不可開交，這麼一來即使我想從高雄醫院辭職也走不了。於是我放棄了京都大學醫學院畢業生一般會走的軌道。

不過對於這樣的狀態，我並沒有感到不滿。

替許許多多的患者看診、得到醫院工作人員們的信賴，這些都讓我感到非常滿足。這是因為作為一個醫師，我確實能感受到自己對他人做出了貢獻。

一直以來，我並不排斥忙碌的生活，比方說我還在大學附屬醫院的時候，我會用打工的方式到其他醫療機構看診，這對大學附屬醫院的年輕醫師來說是稀鬆平常的事。

那時候，如果去打工醫院看診的患者很少，我會感到有些煩悶。有些跟我一樣去打工的人，會覺得反正都領一樣的薪水，當然是患者愈少愈開心，但我卻反而感到難受。就算拿到打工的薪水，我心裡卻悶悶不樂。與其如此，我倒是希望患者門庭若市，這樣我還比較開心。

因為覺得自己對醫院作出了貢獻，會帶給我滿足感。

事實上，我打工的醫院，患者也是呈現逐步增加的趨勢，倘若開始打工之後過了幾個月，上門的患者人數都沒有增加，我應該就會認為問題出在身為醫師的自己。畢竟我認為「只要把工作做好，患者理應就會自己上門」。

阿德勒將「對他人做出貢獻」這一點，列為建立優質人際關係的要件之一。的確，能對他人做出貢獻，並且能感受到自己對他人有幫助，如此一來，人際關係方面的煩惱就會大大減少。

當我實際回頭去看自己的大半輩子，儘管過得迂迴曲折，但非常幸運的是，我可以斷然地說我一直都相當健康。

我確信，為了健康著想，一定要對他人做出貢獻。

所以，為了自己的健康，請大家也多多思考如何為他人做出貢獻吧。

即使患有糖尿病，也可以像正常人一樣生活

無論什麼選擇，都是我們自己做的。有時候逃避是必要的，不過對於不想生病的人來說，逃避「明知道放著不管就會惡化的事情」，不管怎麼想都不能算是一個好選擇。

比方說糖尿病患者，透過血液檢查就可以清楚得知病情。若是血糖值飆高，患者卻還置之不理，情況將會變得非常危險，這是有科學根據的事實。

血糖值一旦升高，全身的血管就會慢慢變得脆弱，發生三大併發症，也就是視網膜病變、腎臟病變、神經病變的機率就會變得非常高。另外，也很容易併發腦中風及心肌梗塞。癌症及阿茲海默症的發病機率也會隨之提高。

所以，將血糖值升高的狀態放著不管，可說是毫無益處，這一點無庸置疑。知道這個事實，卻還是忽略自己的糖尿病，就是在逃避。

相反地，接受自己罹患糖尿病的事實，並且認知到自己不希望產生任何併發症，一旦能夠這樣想，健康之門將立刻為之敞開。

糖尿病之所以危險，源自於飆高的血糖值。而血糖值會大幅升高，是因為用餐時攝取了醣類。只要不攝取醣類，即使是糖尿病患者，也不會有高血糖的問題。若是能夠在飲食中減少攝取醣類，患有糖尿病的人也可以像正常人一樣生活。

以我自己為例，我也是個糖尿病患者。但我從二〇〇二年，也就是五十二歲時，發現自己罹患糖尿病以來，就一直採行減醣飲食法，因此在包含血液、尿液等所有檢查之中，我的血糖值及其他所有數據全正常。

現在我不管接受什麼檢查，都沒有任何併發症的徵兆。

也就是說，雖然我患有糖尿病但卻依舊健康度過每一天。

所有施行減醣飲食法的糖尿病患者都像這樣，**即使身懷病症，只要能夠好好接受事實，還是可以健康過生活。**

每個人邁向健康的道路都不同

健康的意義對每個人都不同。

疾病因人而異，而且每個人的各項條件，包含體質、生活習慣，以及工作等，也都有所不同。只要能夠接受自己當下的現況，清楚自己心中的目標，就會發現自己所追求的健康之道跟別人不一樣。

例如飲食療法也是如此。

減醣飲食法這個飲食療法，不僅對糖尿病非常有效，就連對糖尿病的預備軍，也就是代謝症候群的患者，也有顯著效果。

不過，執行減醣飲食時，糖尿病與代謝症候群兩者的寬鬆標準有些許差異。

就糖尿病患者而言，只要在飲食中多攝取一些醣類食物，血糖值就會升高，導致併發症的危險程度也會隨之提升。所以，用餐時候，醣類食物能夠少吃就一定要少吃。

我推薦超級減醣飲食法（請參考P93內容），重點就是每一餐都拿掉主食，配菜也要避開富含醣類的食物，像是芋頭、南瓜等。蛋白質跟脂質等食物的攝取則沒有特別限制，總之每天的總攝取卡路里，就是要符合日本厚生勞動省所建議的一日所需熱量。

只要一開始施行這樣的飲食法，就算是糖尿病患者，血糖值也會跟正常人一模一樣。這就是讓患有糖尿病也可以跟正常人一樣健康的飲食法。

不過，在飲食方面，任何人都各有喜歡跟討厭的東西。對於非常喜歡米飯及麥類製品等主食的人來說，要持續進行恐怕相當困難。再者，一般上班族白天仰賴外食的人相當多，對他們來說，要拿掉主食就現實層面來講是有難度的。

因此，超級減醣飲食法雖然效果卓越，但相對的在實際施行的時候卻有相當痛苦及困難的一面。

再來談到代謝症候群，雖然此病症的患者將來演變成糖尿病的危險性非常高，但因為血糖值而導致其他併發症的危險度卻沒有那麼高。基本上，代謝症候群的最大問題就是肥胖。若只是要減肥、改善肥胖狀態，不需要像糖尿病一樣嚴格遵行減醣飲食法。

我建議代謝症候群患者在一開始的一到兩週，跟糖尿病患者一樣施行超級減醣飲食法。光是如此，體重就會馬上開始減輕。此時就算替換成標準減醣飲食法（請參考P93內容），體重還是會持續下降。所謂的標準減醣飲食法，就是早餐或午餐的其中一餐可以攝取輕量主食。這對喜歡米飯或麥類製品的人，以及白天需要仰賴外食的上班族來說，都可以在沒有壓力的情況下持續進行。

而且，當體重減輕到一定程度，替換成只有晚餐施行減醣飲食法也沒有任何問題。我將這樣的方法稱之為初級減醣飲食法（請參考P93內容），主要作法就是在早餐及午餐時攝取少量主食。

當然，對代謝症候群患者而言，醣類的攝取量愈少，效果愈好，然而無法持續進行的飲食療法，對健康的助益不大，因此保有彈性是比較好的做法。

另外，減醣飲食法對異位性皮膚炎等過敏性疾病也有效，不過不需要像糖尿病或代謝症候群一樣嚴格控制醣類攝取。

此類患者可以採行標準減醣飲食法，但要是感到吃力，初級減醣飲食法也是很好的選擇。

不過，即使是初級減醣飲食法，還是會有人覺得很難持續下去。這時候，只要想著「儘可能減少醣類」去進行就可以了。

比如每一餐都會攝取主食，但只要將每一餐的醣類攝取量設定在四十公克，一整天的醣類攝取總量就差不多是一百二十克。事實上，根據相關研究報告指出，一天內所攝取的醣類總量如果控制在一百三十克以內，就能有效改善糖尿病。

雖然說異位性皮膚炎跟糖尿病不同，但同樣都是因為身體失去平衡所導致的疾病。我認為會讓身體失衡的最大因素就是醣類，能有效改善糖尿病的飲食療法，我相信對異位性皮膚炎也會產生同樣的效果。

每餐可以攝取四十公克的醣類，所以基本上可以自由挑選食物。

比如飯只吃半碗，還有像一百公克的起司蛋糕，大約含有十五公克的醣類，因此如果有一餐完全拿掉主食，點心就可以吃起司蛋糕。

我想就連罹患異位性皮膚炎的小朋友也不難做到吧。

若是罹患異位性皮膚炎，採行糙米魚菜飲食法的效果也相當不錯。以糙米或全麥麵粉等穀物作主食，醣類的量雖也非常多，但跟白米或白色麵粉比起來，對血糖值的影響小很多，因此對身體的負擔也較小。

由此可知，關於異位性皮膚炎的食物療法，糙米魚菜飲食法的效果也值得期待。

不過，糙米魚菜飲食法並不適用於糖尿病。因為糖尿病患者降低血糖值的能力不足，即使是糙米或全麥麵粉，光是吃一點就會讓血糖值隨之上升。

可見，每個人通往健康的道路，會根據疾病種類、生活條件，或是對於食物的喜好等而有所不同。

為了健康著想，選擇符合自己身體特質以及未來目標的飲食方式，我稱為「量身打造的減重法」。

量身打造跟訂製西裝的意思相同，就像製作一件符合自己身形的衣服一般，在飲食上也挑選符合自己身體特質的食物。

不僅飲食如此，從今以後，大家若都能為自己挑選符合自己未來目標的健康法，那就再好不過了。

醫師的說明不夠充分，會增加治療難度

治療疾病時，讓患者理解自身病情是非常重要的。

比如異位性皮膚炎，如果對這種疾病缺乏全面理解，並進而做好自我管理，就很難治好。最好是患者可以在看診時就充分了解自己的病情，回去後能做到自我管理，但往往有些人沒辦法做到這一點。

這時候，我會建議患者住進高雄醫院接受教育，這個制度，我們稱之為「異位性皮膚炎學校」。

住院期間，我們會將異位性皮膚炎相關的種種資訊在現場實際對患者說明。包含壓力、皮膚照護、類固醇等外用藥物的塗抹方式、類固醇的戒除方式、中醫、飲食生活等，我們都會花時間慢慢說明，讓患者能充分理解。

經歷過異位性皮膚炎學校的體驗之後，出院返家的患者經過一段時間都有明顯的改善。

我認為，**異位性皮膚炎之所以難以治癒，常常是因為醫療機構在這個疾病上對患者的說明不足所導致**。

從現實觀點來考量，醫療機構難以給予患者詳細的說明及指導，這一點其實無可厚非。畢竟不管做了多詳細的說明、多貼心的指導，以現行的醫療保險制度來講，保險點數並不會因而提高。

現在的醫療機構可說每一家都經營得很辛苦，所以能像高雄醫院的「異位性皮膚炎學校」一樣，願意投入時間跟金錢進行免費指導的，真的非常少見。

以一般醫院的角度來看，比起花費時間跟心力在指導患者，卻拿不到保險點數，反倒傾向在短時間內完成診察，並讓患者不斷回診，因為不這麼做醫院就沒辦法創造收益。也就是說，一般醫院若是不能像大醫院一樣提升效率，整體經營往往會陷入危機。

① 超級減醣飲食法

▶三餐全都限制醣類攝取，不吃主食。
▶對糖尿病患者及減重的人來說，這是三種方式中效果最突出的。

② 標準減醣飲食法

▶針對三餐中的兩餐限制醣類攝取，只有一餐（晚餐除外）能吃主食（糙米類，儘可能挑選低GI的主食）。
▶跟一般的限制卡路里攝取法相比，這個方法對糖尿病患者及減重的人來說，效果更加顯著。
▶跟「超級減醣飲食法」比起來較輕鬆，能夠持續下去的人較多。

③ 初級減醣飲食法

▶三餐中只針對一餐（基本上是晚餐）限制醣類攝取，不吃主食。
▶適合輕量減重。
▶不適合糖尿病患者。

節錄自江部康二的著作「炭水化物の食べすぎ早死にしてはいけません」（東洋經濟新報社出版，書名暫譯：《可不能因為吃太多碳水化合物而早死》）

不過，即使眼下醫院的經營現況如此嚴峻，但讓患者充分了解病情，藉以達到治癒疾病的目的，這一點的重要性並不會有任何改變。況且，醫師本來就該負起支援患者的角色，這也同樣不會有所改變。

希望各大醫療機構從今以後能在疾病的治療方面多多指導患者。

有時也應該鼓起勇氣更換主治醫師

我們的人生全都是自己選擇的，話雖如此，但要做出完全沒有任何後悔的選擇，真的相當困難。特別是跟治療疾病相關的選擇，沒有相關的知識就很難做出判斷，而且寄望患者跟醫師擁有同樣的專業知識也是緣木求魚。

那麼，到底該如何選擇治療方法呢？

關於這一點我很早就提過了，唯一的標準就是人際關係。

在治療疾病上，擁有專業知識的是醫師。患者則是接受醫師的診察，並聆聽醫師的說明。在那個當下，患者對於自己的病情能夠理解到什麼程度、醫師所準備的治療方法會有多少效果，諸如此類的問題都會因患者遇到的醫師不同而有差異。

到底要不要選擇眼前醫師所說的治療方法呢？患者必須做出判斷。

然而，患者並非專業人員，不可能完全理解醫師所說的話，況且也有些醫師不會詳細說明病情。

患者明明沒有充分理解病情及治療方法，就必須對醫師所建議的治療方法做出決定，對患者而言，與其說是選擇治療方法，不如說是否真能信任眼前的醫師。

儘管對於醫學專業一知半解，但至少看得出對方的人品。於是最後演變成患者根據醫師人品選擇治療方法。

患者透過接受診察與醫師建立起人際關係，並從中窺見對方的人品。如果覺得「這個醫師說的話似乎可以相信」，就會選擇對方所推薦的治療方法。

總而言之，**實情就是患者們所選擇的並非治療方法，而是醫師**。

但是，有一點必須特別注意。

因為信任醫師而選擇了治療方法，假設病情並沒有如同想像般好轉，患者就會後悔地認為「失敗了。真不該相信這樣的醫師」。

治好病是最主要的目的，所以還是應該照著自己的意思選擇治療方法，而不是選擇醫師，這樣才是對的。

「話雖如此，但我又不懂醫學，只能仰賴醫師了啊！」

我想應該有人會這麼想吧。

的確，醫學專業就請放心交給醫師吧。然而，在做出選擇的時候不能將決定權交到醫師手裡，應該由患者本人決定。

倘若要選擇醫師，我認為不能單只專注在「是個好人」「好像很厲害」等人格特質上，而是要注意醫師的態度。

擺出「交給我就對了」，卻不願詳細解釋的醫師；不太說明病情，只強迫患者：「你的病只能用這個方法醫」的醫師。

選擇以上這種態度的醫師，是很危險的。

因為他們並沒有和患者平起平坐，而是用一種上對下的態度來應對。

一旦選擇了自視甚高的醫師，並認為這個人的治療方法一定是對的，這種想法其實很危險。在深信不疑的情況下選擇的治療方法如果失敗了，會後悔也是理所當然。

的確，醫師是專業人員，然而能治好病的人並非醫師，而是患者本身。我認為醫師只是治好病的幫手而已。

患者與醫師所擔綱的角色不同，一個是要治好病的人，一個是為了協助治好病的支援者。在這樣的關係下相互合作，疾病的治療才能順利進行。

也就是說，患者與醫師的關係是對等的。

認為自己與患者關係對等的醫師，一定會對病情及治療方法，以及所有希望患者知道的事情，全都詳細加以說明。他們會隨時關注患者是不是還有不理解的地方，非常歡迎患者提問。

明知如此，卻不願說明病情及治療方法，而且在患者提出問題時擺出嫌棄的表情，這樣的醫師就是對自己所扮演的角色有所誤解。

再者，認為自己與患者「關係對等」的醫師，會懂得站在患者的角度看事情，所以理應會在提到治療方法的時候，盡可能準備可供選擇的選項。

因為要選擇治療方法的是患者。沒有提供選項，光逼著患者接受自己所建議的治療方法，這樣的醫師就是搞不清楚自己「支援者」的角色。

選擇能夠採取對等態度面對患者的醫師。

我認為，**選擇醫師時，這是最不會讓人後悔的選擇方法**。

更重要的是，患者選擇醫師時，也是替自己的健康做出了選擇。

為了自己的健康著想，**有時候也應該鼓起勇氣更換主治醫師**。

第3章重點整理

●健康的定義應該由自己決定。

●完整接納真正的自己、信賴他人，以及幫助他人，這三者是必要的。

●不逞強，不討厭自己，淡然接受自己的特色，這就是所謂的接受自我。

●醫師與患者的關係是對等的。

●能感受到自己對他人有所幫助，人際關係的煩惱就會大為減少。

●即使身懷病症，只要能夠接受事實，還是可以健康生活。

●為了健康著想，選擇符合自己身體特質以及未來目標的飲食方式，稱之為「量身打造的減重法」。

●選擇與自己目的相符的健康法。

●疾病之所以難以治癒，其中一個原因就是醫療機構對患者的說明不足。

●患者們所選擇的並非治療方法，而是醫師。選擇能夠以對等態度面對患者的醫師，是最不會讓人後悔的做法。

第4章

完整接納原本的自己

改變從接受事實開始

改變是從了解客觀的事實開始。

接受自己的心理狀態及人際關係，對於身體的疾病、自己的體質，以及弱點，全都以單純的事實照單全收，這就是起點。

愈是能夠認真看待事情的開端，自己所想要的改變就愈能如實降臨。

然而，倘若搞錯了事情的開端，許多嘗試可能都會無疾而終，甚至連原本的初衷都忘得一乾二淨。

所以我認為，為了獲得自己真正想要的健康，好好接受事實、看清楚真正的自己，這一點相當重要。

接受生病的自己

我有過敏體質，因此原本就患有過敏性鼻炎以及過敏性結膜炎，然而現在的我幾乎沒有出現任何症狀。自從我開始採行減醣飲食後，過敏也幾乎沒再發生了。

在我三、四十歲左右，過敏症狀不時浮現，但沒有帶來太大的煩惱。

因為我一邊想著：「哎呀，那就這樣吧。」一邊接受了這個事實。當然我並不認為有過敏體質是一件好事，但事實就是事實。我總覺得，就像身高很矮這件事一樣，我就是淡然接受了全部的自己。

每個人的狀況都不同，有人腸胃較弱，有人心臟較弱，身體的弱點可說是五花八門。請連同這些弱點都如實接受吧。

「雖然我有這些弱點，但那也是沒辦法的事。」

像這樣接受就對了。這就是接受自我。

然而，這絕對不是死心，千萬不要搞錯了。

不可以因為有弱點就認為自己低劣，或因此討厭自己。否則，人生就會因為抱有弱點而變得無趣。

那不是接受自我，而是自我否定。

換個角度想，如果覺得生病的自己是特別的存在，也跟接受自我有所出入。

「沒生病的人不可能知道我的心情。」像這樣封閉自己的心，覺得自己孤單地背負著十字架，也忘了自己真正想要的人生。

單純認同生病這件事就是一個事實，沒有加分也沒有扣分。

在認同的前提下，思考自己真正想要的是什麼。

如果想要治好病，找出治療法就可以了，如果這個疾病對自己的生活來說沒有造成太大的困擾，照常生活、不要太在意，也是選項之一。

我認為，生病也是我們所擁有的條件之一，當作一個事實來接受，沒有加分也沒有扣分，並且專注於思考自己真正想過的人生，若是可以如此，那麼即使生病了，我們還是可以說這樣的人擁有健康的人生。

我自己就是這麼想的，也接受了自己的過敏體質。

過敏體質對我的人生並沒有帶來太大的困擾，然而鼻炎或結膜炎發作的時候，還是會感到很鬱悶，所以內心總是希望最好不要發作。

我是個醫師，看過許多有過敏問題的患者。為了改善患者的病情，我在治療方法上做了各式各樣的嘗試，而這些方法我都會親身試驗。

中醫、糙米魚菜飲食法、斷食法……無論是什麼方法，都會有一定的效果。最後，我找到了讓過敏症狀幾乎不會再發作的方法，那就是減醣飲食法。

在這個過程中，過敏對我的人生並沒有帶來任何負面的狀況。

我甚至認為，過敏對我非常有用，因為它讓我可以在提供患者新的治療方法之前，自己先當實驗的白老鼠。

所以說，我一點都不會嫌棄有過敏體質的自己。

我接受了完整的自己，連同體質，以及身為醫師的角色，每天都過得很充實。

雖然我有過敏體質，但我確信自己過得非常健康。

即使罹患癌症，還是可以活得健康

說到「即使生病也可以活得很健康」，我想會有人提出這樣的反對意見：

「你的過敏體質不嚴重，才會這樣想吧。」

的確，我的過敏症狀並非會危及性命的重症。不過因為過敏嚴重到有生命危險的人也所在多有。

像是前面提到的潰瘍性大腸炎就會危及性命，而即使治療方法已經進步許多，現今因為氣喘喪命的人也還是層出不窮。

罹患如此重症的人所承受的痛苦遠比我要大得多。

那麼，這樣的人難道就一定不健康嗎？

我並不這麼認為。

把身上的重病單純視為一個事實來接受，看清楚自己真正想要如何活著，只要能夠順著真心度過每一天，人生就會非常充實。

像這樣的人，就算罹患重症，但在我心目中仍是健康的。

我每天都會見到想要治好病，並且認真、持續治療的患者，也覺得他們看起來相當健康。

有些人沒有生病卻蒙蔽真心，一直逃避自己真正想做的事，跟這種人比起來，那些患者可說健康多了。

最容易理解的就是癌症患者。

有些罹患癌症的患者太過害怕承認自己罹癌而逃避治療，最後因為延誤治療送命。若真的不想面對死亡，就必須好好接受治療。如果不想死，首先就必須從接受自己罹癌的事實開始。

接受自己罹癌的事實很痛苦。

但是，若不接受這個事實，就沒辦法展開治療，也就沒辦法根據自己的本意做出相對應的行動。

這樣的狀態可稱不上健康。

接受自己罹癌的事實，並清楚確認自己的真心，朝著目標採取行動，這樣的人可以說是不健康的嗎？

只要是發自內心不想步向死亡，就會為了恢復健康而接受治療。

患者可以仔細與主治醫師進行討論，當然也可以視情況聽聽其他醫師的意見，自己選擇治療方針。可以到醫院領取醫師寫的介紹信，接受手術，或是進行抗癌劑的治療。

像這樣根據自己真心採取行動，即使患有癌症，仍可以視為是很健康的。

不管最後治療的結果如何，因為是自己選擇的，所以不會有任何後悔。不要蒙蔽自己的真心，朝著目標認真做出選擇，然後卯足全力做到最好，這麼一來就不會感到後悔。我認為，這樣的人是相當健康的。

說到照著自己的真心做出選擇，說不定也會有人在得知自己罹癌，並且確認過自己真心後得出的想法是：

「我已經活得相當精彩，即使人生旅程所剩無幾也無怨無悔。與其將剩下的時間用來治療，我比較希望去做些其他的事，好好充實人生最後一段路。」

我認為對他來說這就是健康的狀態。

我想有些人在九十歲罹癌時會接受自己的天命，選擇不進行治療。

但是，如果是五十歲就罹癌呢？人生所剩無幾也沒關係，罹癌了也不想接受治療，這真的是出自真心的想法嗎？其實想要再活久一點、想再爭取多一點時間吧？

如果真的想繼續活下去，卻不接受治療，那就是一種逃避。

就算是四、五十歲時罹癌，只要真心認為生命所剩無幾也沒關係，就可以選擇不接受治療。但倘若知道自己並非真心那樣想，那麼選擇接受治療，也可以讓自己踏上健康的人生坦途。

接受生病的自己，確認自己的真心，然後照著真心所揭示的目標採取行動。

只要做到這一點，無論罹患多麼嚴重的疾病，都還是能夠健康度過每一天。

「**選擇自己想要的人生，是為了實現自己的目的。**」

正如阿德勒所說的。

如果可以為了真正的目的而活，有沒有生病也只是人生中的條件之一。

即使生病了，只要別弄丟目標，還是可以活得很健康。

有時候也需要逃避

接受自我是一件非常重要的事。逃避現實的生活方式，即使是自己所選擇的，也稱不上健康。

只不過，每個人都會有因為討厭而不想去看的點，也有不想思考、不想碰觸的現實。

比方過往曾經發生過非常不開心的事。我們就是自然而然會想不起來討厭的回憶，如果勉強自己去回想，絕對不會有什麼好事。這並不是因為認為這件事不好，反倒應該是說內心想要保護自己，所以選擇了遺忘。

也就是說，**其實也可以選擇逃避**。

「你正在逃避你自己，好好看清楚真實的自己吧。」

我並沒有打算要對任何人說這種好像很了不起的話。對於不願意回想起來的過去，勉強自己痛苦地去挖出來面對，其實是錯的。

比方說交通事故或是家裡發生大火，導致有親人因而死亡，內心就會選擇遺忘悲慘的事件，把記憶蓋起來。另外，最近家暴事件頻傳，受害者封存記憶的例子也不少，在學校內遭到霸凌的狀況也一樣。

現在的行為或健康狀態，可能會被像這樣的悲慘事件所影響，進而產生問題。然而，勉強自己去回想問題的原因，也就是那些過去的事件，對於解決問題的幫助是少之又少。

心理治療是一種頗有意思的治療方法。

心理問題與過敏有密切的連結度，所以高雄醫院對心理治療也下了不少功夫。我們有三位臨床心理醫師，會對心理壓力較大的患者進行相關的諮詢輔導。不過，即使這麼做了，短時間內就收到極大效果的例子卻少之又少。

心理輔導面談時，反而容易挖出患者不願去回想的過去，讓患者的情緒陷入極度不穩定狀態。

即使沒有發生過意外事故、家庭暴力，或是霸凌等劇烈事件，大多數人在過往還是有一些不開心的事，並且持續影響著現在的自己。然而，就算去回想那些過去的事，問題也不會因此就獲得解決。

具有過敏體質而且心裡累積了壓力的人，相信一定有些壓力是來自於過去所發生過的事。但是比起去探究原因，更加重要的是治好病這個目的。

當然也可以透過心理諮商好好調整自己的心態，進而讓壓力獲得消滅。

不過就我的經驗來說，比起藉由諮商以減輕壓力，較多的案例是讓患者盡可能維持現狀。

幫助患者維持現狀的過程中，患者所面對的環境及人際關係都會逐漸好轉，並進而讓疾病自然好轉，這樣的狀況並不少見。

而且，大部分的人幾乎都會在沒有意識到過往事件的狀態下，一方面建立新的人際關係，一方面在某些契機的影響下改變自己的思維，進而讓壓力獲得釋放。

我就曾經看過許多患者在努力治療異位性皮膚炎等疾病，以期能控制到可以正常生活的過程中，自然消除了造成壓力的原因，疾病也因而痊癒。

對於那些在不知不覺間想要逃避的事情，其實逃避也不要緊。時機到了，解決之道自然會降臨。

這就是我的經驗法則。

只是，必須要好好面對的事情，以及選擇逃避也沒關係的事情，兩者之間並沒有很明確的分界線，因此要作出判斷有相當的難度。所以當中也有些人因為太過閃避討厭自己的部分，結果導致生活平衡遭到破壞。

不過，能夠好好過生活，而且是出自自己的選擇，那也很好，不是嗎？

要是自己的平衡受到破壞，我相信自己也會想要做出其他選擇。

比起原因，真正重要的是目的。

如果選擇的是要讓自己變得幸福，我認為即使逃避也沒關係。

第4章重點整理

- 認同生病這件事是一個事實，不做任何評價。
- 若能照著真心採取行動，即使罹癌也可以稱得上是健康的人。
- 即使生病了，只要找到目標，還是可以活得很健康。
- 對於不知不覺間想要逃避的，逃避也不要緊。
- 時機到了，解決之道自然會降臨。
- 如果選擇要讓自己變得幸福，即使逃避也沒有關係。

第5章

改變心態，離健康更近

身體不適是該開始改變的信號

感到身體不適的時候，情緒會盪到谷底，不安及擔憂會隨之而來，再加上心裡的壓力增加，疾病就很難痊癒。

再者，身體不適的時候，倘若光是想著「趕快吃個藥就好了」，也只是單純將症狀壓下去罷了。

我認為各種不舒服的症狀，其實是身體要傳送給我們的警訊。

比方說皮膚長了疹子，或是打噴嚏、咳嗽、肚子痛等等。這些症狀浮現的時候，當然會感到不舒服，而且會希望症狀趕快消除。

當然，讓症狀快點消除是好事，不過試著更進一步用以下角度思考看看如何？

「最近老是會長疹子呢。是不是應該調整一下現在的生活習慣呢？」

就是將身體不好的狀況視為一個契機，藉以思考如何讓自己的人生變得更好。

如此一來，不僅可以察覺生活中過於勉強自己的地方，或許還能成為積極改善人際關係的一個動機。

事實上，過敏性相關疾病光用藥是很難完全治癒的。自己的生活習慣，包含日常飲食等，如果不加以調整改善，想要根治疾病並不容易。

更有甚者，若是對身體不舒服的狀況置之不理，則可能陷入更大的危機。

「胸口有點痛，不過應該沒什麼大不了吧。年輕的時候有鍛練過了，放著不管也會自己好轉。比起這個，要是我現在不好好努力，可是會搞砸工作的。」

若這樣想，並持續壓迫自己，一旦形成心肌梗塞，甚至可能突然猝死。

身體的各種狀況，就是該改變自己的訊號。

若是能夠這樣想，不僅不會因為不舒服而陷入不安，反而會更積極想要改變自己的人生。

心理狀態改變，壓力就會減輕

以前就經常流傳著「心理影響生理」的說法，這並不只是單純的俗諺。進入現代之後，在西醫的領域裡，也已經得知壓力會引發各式各樣疾病。

由壓力所引發的疾病真的相當多，比如支氣管氣喘、胃潰瘍、十二指腸潰瘍、過敏性腸症候群、類風溼性關節炎、癌症、心肌梗塞等等都是。一九八〇年代末期，醫學上已經了解到壓力會讓免疫細胞的功能變弱，進而引發疾病。

前面也曾提到，壓力可分為心理壓力、生理壓力，以及物理性壓力三大類型。

心理壓力涵蓋許多層面，包含不滿、失望、挫折、不安等都是。結婚、離婚、生離死別、搬家等，這些人生中的重大事件會引發心理壓力。而家庭、學校、職場等環境中的人際關係也是如此。

生理壓力包含過勞、細菌或病毒的感染等等。

物理性壓力則有陽光、太熱、太冷、太乾燥、太潮濕，以及噪音。

在此之中影響我們最大的莫過於心理壓力。

壓力一旦持續累積，身體就會開始出現症狀，每個人出問題的地方都不太一樣。皮膚過敏的人會罹患異位性皮膚炎；支氣管過敏的人會有氣喘問題；胃部較弱的人會有胃炎或胃潰瘍；腸子較弱的人會有過敏性腸症候群；循環器官過敏的人則容易有高血壓、心律不整等問題。像這樣，症狀往往會出現在自己偏弱之處。

如果因壓力過大導致疾病產生，最好的方法就是消除壓力的源頭。

比方說完成帶來極大負擔的工作；愛欺負人的孩子終於轉學；或是家庭裡的人際關係終於好轉。

假設發生了以上這些狀況，即使醫師沒有做任何事，病情還是會改善。在醫療現場，醫師做一些無關緊要的事卻能讓疾病痊癒的例子時有所聞。

不過，有時候壓力源頭並無法自然消除。

若是如此，有一個方法可以改變看待自己的觀點。

病情如果老是沒辦法改善，你可能會感覺到強烈的不滿。

「為什麼就只有我會碰到這種事！要是沒有生這場病，我也不會這樣想啊。」會像這樣不由自主地生氣也無可厚非。

不過，在治療疾病的過程中，你應該多少能夠察覺到一些事。跟醫師相遇、跟護理師相遇、了解疾病的全貌，並且思考著健康及生活習慣等相關問題時，心情也會一點一滴變開朗些。

然後，在不知不覺中，病症或許就會漸漸朝著好轉的方向前進。

這是因為心情稍微有所改變，使得心理壓力開始減輕。

「因為生了病，我的世界變得更寬廣了。或許生病也不是壞事。」

如果可以這麼想，就能在通往健康的道路上邁出一大步。

改變心理狀態是邁向健康的捷徑。

我治療過為數眾多的患者，所以很確信這一點。

跟醫師之間的溝通不足會形成阻礙

在前面的章節我曾提到，為了自己的健康，需要完整接納原本的自己。因為若不能承認事實，就沒辦法朝目的前進。

不過，要完整接納原本的自己並不是一件容易的事。在現實生活中，幾乎沒有人能做到這一點，幾乎一半以上的人是偏向自我肯定，也就是認為自己想的都是對的；另一半則是自我否定，總覺得自己不行。

我在實際進行治療的時候確實感受到，真正對於治癒造成阻礙的，與其說是患者沒辦法完整接納原本的自己，不如說跟醫師之間的溝通不足，影響還比較大。

我在進行診療時，初診會花十五到二十分鐘，詳細說明疾病及治療方法的相關內容。患者能夠理解並且認同是非常重要的，所以這是必要的時間。有時候可能十分鐘就可以講完，不過耗時三十分鐘的情況也所在多有。

重點不在於時間長短，而是跟患者之間的溝通可以有多深入。

即使耗費超過一小時，倘若患者仍無法充分理解病情，且難以認同治療方法，就一點意義也沒有。

因此初診時，醫師與患者之間若能建立起良好的關係，單能做到這一點，異位性皮膚炎或氣喘的患者大約有八成會在回診時出現極大改善，所以回診的時間往往五分鐘就可以解決。

原本教人痛苦不堪、拖了半年甚至一年以上的疾病，居然可以突然大幅改善，就連患者們也都非常驚訝。

事實上，無論是異位性皮膚炎還是氣喘，因為治療方法不斷進步，早就都是「確實可以治癒」的疾病，然而醫療機構卻常發生「未確實指導藥劑適當的使用方式」等情況。

比方說吸入式類固醇對治療氣喘非常有效，但要是患者沒有正確吸入藥劑，就無法展現效果。

另外，異位性皮膚炎也是，只要正確塗抹類固醇藥膏，發炎症狀就能立刻獲得改善，然而塗抹的方式若是錯了，就沒有效果。

我在初診的時候，都會在護理師的協助下實際展示藥劑的正確使用法。

使用吸入式類固醇藥劑時，我們會附上專用的哨子。吸氣的時候如果有聲音響起就沒問題。吸入類固醇藥劑時，若是能夠用上讓哨子發出聲響的力道，藥劑的效果就會如實呈現。

至於類固醇藥膏的重點則是塗抹的量。我會在初診的時候觀察患者的症狀，然後將藥劑分成「臉部・脖子用」「手部・身體用」兩種類型，並實際塗抹給患者看，讓患者可以記住藥劑量。

只要能夠照著做，發炎症狀就能在一個禮拜後明顯改善。

氣喘或異位性皮膚炎遲遲無法痊癒，主要都是因為患者在之前的醫療機構就診時，醫師或護理師沒有用患者能夠理解的順序指導藥劑的使用方法。

也就是說，**患者與醫師、護理師之間如果沒建立起良好的溝通模式（人際關係），症狀就很難治癒。**

消除對治療的不安與抵抗感

不管是異位性皮膚炎或是氣喘患者，一旦來到高雄醫院，症狀幾乎都能在初診過後立刻獲得改善。

甚至還有患者會說：「先前其他醫院那些根本沒效的治療到底算什麼啊！」

在氣喘方面，主要的問題在於吸入式類固醇藥劑的吸入方式，而異位性皮膚炎的問題則是類固醇藥膏或他克莫司藥膏的塗抹方式，其實這都只是因為院方沒有給予適當指導，病情才會難以控制。

另外，高雄醫院的中醫及飲食指導，也是以根治疾病為目標。

如此一來，大約有八成以上的患者可以在回診時確認症狀已順利改善，診察就可以告一段落。

不過，在此之中還是有一到兩成的患者即使歷經幾次回診也沒有任何改善。一經詢問，我才了解到，原來是他們不知道如何正確使用藥劑。

在氣喘方面，多教幾次吸入方式，往往就可以順利改善。

然而就異位性皮膚炎來說，有患者不管教幾次，依舊無法正確使用藥劑。之所以遲遲無法治癒，大多是因為藥膏塗抹的量太少。無論我做了多少次說明，每當請門診患者實際塗抹時，都會發現他們沒有塗抹足夠的量。即使將藥劑塗抹得薄一些，藉以減少刺激，他們還是會說：「我不想塗他克莫司藥膏。」

意思就是，患者進行治療的時候，在心中總有某些障礙。

像這樣的患者，我會建議住院。住院之後，一開始會由護理師陪著一起抹藥，患者的不安就能稍加減輕。只要逐步對藥劑產生安心感，所有患者都會變得可以自己抹藥。

就算是無法自己正確塗抹藥劑的病患，經過護理師的協助之後，心理層面獲得支持，就都可以自己做到。這個事實其實有相當大的意義。

我想要再次強調，支持患者的心理層面，是醫師及護理師的重要任務之一。

在此彙整一下異位性皮膚炎的基本治療方式。

每天早晚在發炎的皮膚上塗抹類固醇藥膏。只要持續進行數天到一個禮拜左右，紅腫及發癢症狀一定會有改善。

改善發炎症狀之後，接著換成塗抹他克莫司藥膏。這是用以維持皮膚不再發炎的藥膏。在皮膚維持良好狀態下，新的細胞就會開始替換。

表皮細胞大約四週左右會替換成新的，粗糙的皮膚也會在治療過程中獲得良好控制。皮膚表面的角質層主要負責屏障機能，只要能夠維持在不發炎的狀態，慢慢地，富含神經醯胺的優質角質層就會形成，屏障機能也會為之恢復，異位性皮膚炎就能因此治癒。根據我的經驗，控制良好的情況最好保持半年到一年左右。

異位性皮膚炎之所以難以治癒，主要是因為發炎症狀會反覆發生。只要避免反覆發炎，其實就跟夏天的曬傷沒什麼兩樣。

異位性皮膚炎最為惱人的，就是發癢症狀。即使花了四、五天到一個禮拜的時間塗抹類固醇藥膏治好了發炎，但要是就此放著不管，發癢的情形就又會重現。原因就在於皮膚有過敏症狀。之所以會在治好了皮膚發炎之後塗抹他克莫司，就是為了抑制皮膚過敏。然而，沒有好好塗抹他克莫司的患者，就會反覆陷入發癢的症狀中。一發癢就動手抓，皮膚難免又會再度發炎，因此一直治不好。

只要搔抓皮膚，異位性皮膚炎就絕對難以治癒。也就是說，確實塗抹類固醇及他克莫司以避免搔抓，就是所謂的對症療法，不過說起來這也只是邁向根治最重要的第一步而已。在不會搔抓的情況下，如果可以透過飲食療法或中醫提高身體的治癒力，異位性皮膚炎就會自己痊癒。

然而，**即使我們教導正確的塗藥方式，卻還是沒辦法自己抹藥的患者，可能是對外用藥劑感到不安，而且對治療方式有所抗拒，這都是屬於心理層面的問題。**

像這樣的患者，只要住進高雄醫院，全都可以變得能自己塗抹藥劑，因為透過護理師及醫師在人際關係上的支持，就會逐漸解除造成治療障礙的心理問題。想要根治疾病，消除治療時的不安與抗拒感是非常重要的一件事。

當然，除了異位性皮膚炎，其他疾病也都是如此。

跟其他患者碰面，可以讓心情為之一變

我在高雄醫院治療異位性皮膚炎已經超過三十年。在此之間，我經歷過許多錯誤嘗試，在治療的想法上也慢慢有所改變。

事實上，當初我對類固醇抱有負面的印象（參考Ｐ１４９內容），因此有段時期在使用類固醇外用藥治療異位性皮膚炎這件事情上顯得相當消極。

儘管採用中醫治療異位性皮膚炎在某種程度上算是相當順利，不過總是會有幾成的異位性皮膚炎患者沒辦法有所改善。

況且，患者可能會突然中止使用類固醇。在這樣的情況下，不僅會引發強烈的反彈，全身還會陷入像是燒傷一般的狀態，即使住院治療也難以改善。對患者來說，這當然是痛苦萬分的事，然而對身為醫師的我來說，也會煩惱不已。

因為有過這樣的經驗，對於已經在使用類固醇的患者，我都會盡可能避免他們突然中止療程，治療方針轉變成慢慢讓患者脫離類固醇。不過說實在的，有一陣子我的立場依舊是「能不用類固醇就盡量不要用」。

到了一九九〇年，也就是過了差不多三年後，我的想法才修改成現在的「必要時積極使用類固醇」。

這是因為我在累積了大量的治療經驗之後，發現到控制發炎症狀對患者的生活是首要之務，也能讓患者舒適。也就是說，治療異位性皮膚炎時，我變成會將「維持生活品質」的重要程度列在第一優先順位。

另外，對同為過敏性疾病的氣喘來說，確認類固醇吸入劑的有效性至關重要。治療氣喘時，只要能夠藉著類固醇吸入劑澈底解決支氣管的發炎症狀，九成以上的患者都可以迅速獲得改善，而且在初期就可以完全根治。我在治療經驗中得知這個事實之後，連帶對治療異位性皮膚炎的想法也為之改變。

醫師與患者們建立起人際關係之後，會產生各式各樣的煩惱，而治療相關的想法也會隨之不斷修正改變。

因為心態改變、思維模式改變，就能帶領我們找到治療疾病的方法。

對於「名醫」的誤解

對我來說，跟治療過程相當順利的病例比起來，我反而會特別記得那些治療時並不順利的狀況，所以我實在不認為治好很多人就是一件好事。

雖然說有很多人單是透過中醫療法就獲得了改善，但現實生活中還是有患者沒辦法藉此好轉，因而痛苦不已。患者本人不想使用類固醇，只願意採取中醫來進行治療，進展就不會太順利。

以這樣的事實為前提，我突然想到：

「在中醫裡，對於腎病症候群之類性命交關的疾病，明明就會使用類固醇來治療，那為什麼異位性皮膚炎就不能用呢？這不是很奇怪嗎？」

如果是腎病症候群，一般會提供患者類固醇藥物，並以內服或注射的方式來應對緊急情況，先讓患者脫離危險狀態，之後再用漢方藥物，讓患者慢慢脫離類固醇。這樣的治療方式基本上相當管用。

於是我想，異位性皮膚炎應該也可以比照辦理吧。

我決定改變一直以來的作法，開始使用類固醇外用藥物。結果在將類固醇用於治療之後，一切都非常順利。接著到了一九九九年，他克莫司終於登場，異位性皮膚炎的治療方法就此底定。

我的性格就是會在現實生活中以客觀的角度接受事實。即使一直以來都是用同樣的方式，但若是在現實面產生了問題，我就會進行改變。如果有患者沒辦法在既有的治療方法下痊癒，即使新方法與過往思維互相矛盾，只要該方法能發揮效果，我就會接受。

就算是我自己確立的治療方法，也要隨時改變，這是我一貫的態度。**為了患者著想，我不會讓自己侷限於過往的治療方法**。

若想要好好盡到醫師的責任，有彈性的態度是必要的。

有個中醫的名醫趾高氣昂地說：「我可以單用漢方療法就完全治好異位性皮膚炎。」然而對於這位漢方名醫的實際治療狀況，我其實抱持著疑惑。

很多漢方名醫會吸引為數眾多的患者從四面八方聚集過來。雖然患者們都是慕名而來，但似乎不是所有人都可以持續接受那位名醫的治療。

結果，**能持續接受名醫治療的，不就是能收到效果的那些人而已嗎**？對於自己的患者，名醫會不會只記得那些留下來的人，然後就認為「治好了所有人」呢？我總是有這樣的疑問。

我並不是一個會大放厥詞說自己是「治好所有人」的名醫，而是一個普通的臨床醫師。到目前為止，有些患者的治療很順利，但也有不是那麼順利的。我實在沒有辦法忘記那些無法順利治癒的患者們，所以總會持續思考著為什麼治不好，並藉此修正、調整既有的治療方法。

我想就是因為這樣，才能夠誕生出更好的治療方法。

若是可以改變心態，就能治好疾病

要讓抗拒類固醇的人自己決定採取類固醇治療，並不是一件容易的事。畢竟他們一直以來都相信類固醇很不好，所以必須要一百八十度澈底改變他們的想法。

聽起來可能有點誇張，不過其實是連整個健康觀念都有改變的必要。

抗拒類固醇的人，往往都不清楚類固醇到底是什麼，就認為那是不好的東西。

世界上流傳著類固醇有危險性的說法，而大家幾乎都沒有好好想一想，直接就相信了。或者也有可能是一直以來去醫院的時候，醫師都會說「類固醇不好」，卻沒有解釋理由。

總之，人們沒有經過自己的思考，直接就相信了傳言或醫師的話。

因此在接受我的診療時，患者們才第一次窺見類固醇的真貌。他們會聽到的說明包含：這是在人體內普遍存在的物質；採取正確的使用方式對治療異位性皮膚炎相當有效；在什麼樣的狀況下才會產生所謂的危險。

然後，我才會請他們自己選擇要不要接受類固醇治療。

患者來接受治療，當然是希望能治好異位性皮膚炎。倘若類固醇真的有效，就會想嘗試看看，要是具有危險性，那當然能免則免。

這個時候，患者才會真正開始思考類固醇的好壞。

儘管傳言及以前的醫師說類固醇有危險，但並沒有明確的根據。然而眼前的這位新醫師不僅詳細說明了類固醇的效果及副作用，就連怎麼做會安全又有效、怎麼做才會發生危險等，也都如實傳達。

到底哪一邊才是正確的呢？

患者「發自內心」地認為，只要正確使用類固醇就不會有問題，或是認為有試試看的價值，就會決定採取類固醇治療。

這些原本只相信傳言、媒體報導或是醫師權威的人，終於變成可以透過自己的頭腦去思考，並根據自己的意志選擇治療方法。

也就是說，**健康觀念從「不質疑任何常識，並將治療方法的選擇權交到他人手中」，轉變成「自己思考治療方法，並且自己做出選擇」**。

我已經說過好幾次，異位性皮膚炎是可以治癒的。只要能夠轉變心態，並開始接受類固醇或他克莫司的療程，不僅不會再有搔抓的情況，飲食療法及中醫的治癒力也會隨之提高，如此一來，異位性皮膚炎就可以根治了。

只要調整好自己的心態，難治的疾病也可以痊癒。其他生活習慣病也有許多相同的情況。

阿德勒如是說：

如果能夠改變自己的心，就能解決煩惱。

健康與治療也是同樣的道理。

與人相處能改變心態

人與人的相遇往往能讓心態有所改變，就像跟醫師相遇時，既有的健康觀念也會隨之產生變化。

例如長年以來，人們普遍都相信，控制飲食中膽固醇的攝取量是一件好事，但我總是維持一貫的說法，告訴患者們沒有限制的必要。因此有些人聽了我的話之後，照著自己的判斷，改變了一直以來的飲食健康常識。

事實上，長年在飲食中推廣限制膽固醇攝取量的美國，也跟日本一樣，在二〇一五年的二月廢除了這項限制。

總而言之，用餐時在意膽固醇是一件沒有必要的事。

以生物學的角度來看，若照著一般日常飲食方式，人體內的膽固醇有八成是由肝臟製造，從食物中攝取來的只有兩成。

另外，根據大規模的調查結果顯示，在日常飲食中減少脂肪攝取的人，膽固醇數值跟一般人其實沒什麼兩樣。

基於這樣的情況，美國得出了「在飲食中減少膽固醇的攝取並沒有太大意義」的結論。

而日本的厚生勞動省也在每隔五年左右更動一次的「飲食攝取基準」中，以「沒有科學根據的支持」為由，將膽固醇的攝取基準從二〇一五年版剔除。

我一向認為「沒有限制膽固醇攝取的必要」，這樣的主張能夠獲得日美的認可，我也與有榮焉。

人與人的相遇，能夠帶來新的訊息，同時也能改變心態。

跟醫師間的關係也是最好的藥

我認為，**即使是在治療現場，人們也在建立人際關係，連看診也是。**

醫師扮演醫師的角色。

患者則努力完成患者自己的課題。

彼此在對等的關係下互相協助，治好疾病，或是朝恢復健康的目標前進。

所謂的治療，可以想成是這樣一種人際關係。

我想，有些患者之所以沒辦法治好異位性皮膚炎，或許是因為在過往的治療現場中，醫師與患者間沒能建立正向的人際關係。

有些醫師不會以對等的角度看待患者，甚至會將自己的治療方針強加給患者，在這種醫師面前，患者即使有話想說也說不出口。明明拿回家的藥怎麼塗都沒效，卻無法表達出來。

如果持續使用不適合的藥物，疾病當然難以痊癒。

再者，接受了無效的治療之後，患者想必會心生不安。但光是一開口對治療方法提出疑問，就被白眼以待，如此一來，心裡壓力肯定會隨之增加。

然後，治療效果也會越來越低。

在之前的醫院一直沒能治好糖尿病或異位性皮膚炎，許多大老遠跑來高雄醫院看病的患者在接受我們治療後，體會到醫病關係對治療的影響，因而感到驚訝。

抱持著權威主義的醫師，常會不聽患者說話，並強推自己的治療方法，例如以糖尿病來講，這種醫師會建議患者採取充滿碳水化合物的卡路里限制飲食法，結果患者的血糖值就一直無法獲得良好的控制。

在異位性皮膚炎方面，則只是開出藥膏處方，卻沒有好好協助指導使用方法。患者不管怎麼塗抹都沒效，甚至還引發副作用，一旦因為害怕而停止療程，就會全身發紅，讓人苦不堪言。

像這樣的治療過程，治不好也是理所當然。

想要治好疾病，就必須改變心態。

不要對權威囫圇吞棗，要自己好好思考，並扛起責任，選出治療方法。

如此一來，就可以替自己的病找到真正適切的治療方法。

我在進行診療時，都會持續協助患者，幫助他們改變心態。為什麼要這麼做？因為要改變我們的心，最有效的方法就是透過人際關係。我年輕時並不了解這個道理。但隨著診察過的患者變多，就越來越了解。

我的患者中，有人因治療異位性皮膚炎或糖尿病等疾病，每半年會從東京來找我一次；也有每三個月就從群馬縣過來的人；宮城縣也有一家三口常會來找我。

對於這些特別從遠方跑來京都高雄醫院的患者，我都會說「當地也有跟我使用同樣治療方法的醫師」，並介紹給他們，然而，他們還是選擇接受我的診察。這是為什麼呢？我總是覺得很不可思議。

不過在這過程中，我總算了解了。

「啊啊，他們是為了來見我啊。」

疾病的治療也是一種人際關係的展現，因此患者才會覺得非我不可。就因為是由我看診，患者才能感到安心，並相信一切都會順利進行。這就是我的體會。

能夠讓糖尿病患者嘗試減醣飲食法，以及讓抗拒類固醇的患者決定接受類固醇療程，是因為他們跟我建立穩固的人際關係，在心態上改變了。

看病就是與醫師建立人際關係。而這層人際關係，就是治療上的特效藥。

請大家和自己的醫師建立良好的關係吧。

第5章重點整理

- 身體的各種不適，是提醒自己要改變的訊號。
- 改變心理狀態是邁向健康的捷徑。
- 患者與醫師如果沒能建立良好的溝通模式，症狀就很難治癒。
- 即使確實教導藥膏正確的塗抹方式，患者還是無法照做，大多是有心理層面的問題。
- 改變心態、改變思維模式，就能找到治療疾病的方法。
- 為了患者著想，醫師不能侷限於既有的治療方法。
- 自稱為名醫的醫師，通常只記得治療成功的案例。
- 請自己思考，自己選擇治療方針。
- 人與人的相遇，能夠帶來新訊息，也能改變心態。
- 治療現場也是一種人際關係的建立。
- 不要對權威囫圇吞棗，好好思考，並扛起責任，選出治療方針。
- 如此一來，就可以替自己的病找到真正適切的治療方法。
- 與醫師建立的人際關係，是治療時的特效藥。

第6章

醫師的任務是支持患者

醫師的任務，患者的任務

阿德勒心理學將「辨別自己的課題與他人的課題」視為解決人際問題的重點。

我認為在健康方面也可用同樣角度看待。

辨別患者與醫師的課題。只要能夠做到這件事，就可以更靠近健康。

所以我的想法是：

治病的主角是患者，醫師則扮演協助的角色。

不管怎麼說，治病都是患者自己的事。常會聽到人家說「全都拜託醫師了」，這樣的心態是不可能恢復健康的。

我們醫師的工作（課題），是以專業知識為基礎，協助患者恢復健康。

特別是糖尿病之類的生活習慣病，或是異位性皮膚炎之類的過敏性疾病，這些都跟患者本身的生活習慣有很大的關連性，患者若是沒有「自己治療」的心態，想要恢復健康就很困難。

儘管醫師可以將治療方法教給患者，但能否接受，並做好自我管理，關鍵還是在於患者。

主角是患者，醫師提供協助。

我非常確信在邁向健康的道路上，這是必要的基本態度。

醫師的課題

在恢復健康上，主角是患者本人。

什麼是健康？怎麼做才能恢復健康？決定這些事項的是患者，不是醫師。

那麼，醫師該做的事情是什麼呢？

一言以蔽之，就是支援患者。

醫師有疾病以及治療方法的相關知識，同時累積了各種疾病的治療經驗，以及必要的相關技術。

將醫學情報或治療經驗，再加上書籍、研究論文、學會，以及醫師間學到的知識，作為看診的基礎，**透過與患者對談，找出適合每一位患者個別的治療法，這就是醫師的課題。**

醫師可以以相關知識及經驗為基礎，看清患者的現狀並加上自己的判斷，告訴患者健康狀態或是生病的狀態，未來會有什麼樣的變化。

患者透過醫師的話，可以得到判斷資訊。如此一來就能接受現狀，並確認接下來想怎麼做。

緊接著醫師該做的，就是照著患者的決定，提供幾個能實現的方法。患者則遵循自己的意志，從中挑選出治療方法。

患者想要追求的目標各有不同。醫師的課題就是盡可能準備更多可以滿足患者期待的選項。

西醫自然不用多說，中醫、飲食療法、運動療法等，醫師都要全面進行評價，再由患者挑選。

假設患者難以認同醫師揭示的方法，也可以換醫師，若無法確信醫師的方法是好還是壞，選擇嘗試一次也無妨。

綜上所述，**對健康之路做出選擇的是患者，而非醫師**。

醫師所扮演的角色，除了提供選項給患者，讓患者可以達成自己想要的目的，也要在患者選好方法之後給予協助，讓該方法能夠確實執行。

恢復健康、治好病，是患者的目標。

因此能夠實現這件事的是患者本人，不是醫師。

醫師的任務是支援患者、提供協助，這一點千萬別搞錯了。

診察是醫師與患者間的「人際交流」

我所任職的高雄醫院常會有其他醫院的醫師前來參訪。這是因為從以前開始，我們就會採取其他醫療機構不太會用的治療方法，而他們是來借鏡的。

高雄醫院是在距今約四十年前開始採行中醫治療法，當時西醫中行漢方治療的醫療機構少之又少，所以不僅日本全國各地的患者蜂擁而至，其他醫療機構的醫師也紛紛造訪。

三十年前開始採行異位性皮膚炎治療的時候也是，患者跟醫師同樣從全國各地跑來。

無論是糙米魚菜飲食法，還是全人療法，高雄醫院都是先鋒，所以才能得到患者及其他醫療機構的關注。

到了現在採行減醣飲食法時也是。

我們並沒有企圖用罕見的治療法，而是全然著重在做些什麼能幫助到眼前的患者，結果一留神才發現所採行的治療法是其他人不太會用的。

從其他醫療機構過來參觀的醫師，在看到我的診察過程時，幾乎每個人都會感到驚訝。因為我的診間總是十分熱鬧，整體氛圍非常開朗陽光。

診療時，我總是一直說個不停，患者也同樣如此。就連在旁協助的護理師也會加入。

有時候會一個人裝傻，另一個吐嘈，三個人一起聯手，演出像是群口相聲的戲碼更是常見。因此診間內的三個人常會捧腹大笑，整個過程相當熱鬧。

當然，必須傳達給患者的資訊我還是會好好說明。像是醫療資料，以及治療過程的評論等等。對於患者所付出的努力，還有進行得順利的部分，我也會仔細觀察並做出評斷，除了鼓勵，也會詳細說明課題。只是這些治療的相關話題，都是在談笑中進行。

身為醫師的我，還有身旁的護理師都是這樣的調調，所以患者也可以毫無顧忌地說出心中想說的話。有時候患者會說出有點傷人的玩笑話或是抱怨，我也完全能夠接受。

患者可以笑著說出想說的話，所有在意的部分都能獲得解答，所以臉上總是掛著滿足的笑，開開心心返家，看到這樣的情況，其他醫療機構的醫師幾乎全都呆若木雞。

「居然會有這麼開朗的診間，我還是第一次看到呢！」

他們驚訝地如此說道。

的確，會感到訝異是無可厚非。以一般門診來說，護理師幾乎不會說什麼多餘的話。醫師也是，除了必要的話，不會多說。

醫師跟護理師都是這樣的態度了，患者除了病情之外，當然也幾乎不會多談。其他醫療機構的醫師，將這樣的診療實況視為常態，所以來到我的診間，看到患者及護理師說個不停，就連我也喋喋不休，三個人聊到開懷大笑的畫面，自然會感到驚訝。

可惜的是，日本部分醫師，總有看不起護理師的傾向。

「護理師不要說無關緊要的話。」抱持這種態度的人還真不少。這種人在接觸患者時，當然也是用高高在上的態度。

「患者懂什麼，治病交給醫師就對了。」他們的思維模式就是這樣。

因此，當患者針對自己的病情提出疑問，這些醫師就會露出嫌惡的表情，甚至我聽說還有人會生氣地認為「你是不相信我的治療方法嗎？」

就我的觀點來看，這樣的態度實在是不可思議。
畢竟醫師、患者及護理師都是人，關係對等本就是理所應當。
就算是診察疾病，說起來也不過是人與人之間的交流往來。
跟一般的人際關係一樣，診察也是人與人的互動。
人際關係最重要的一環，就是相互對等。
阿德勒的說法，真的深得我心。
希望大家在接受醫師看診時，也別忘了這個重點。

減輕人際關係帶來的不安，就能提高治療效果

醫師與患者的關係是對等的。
成為醫師以來，我一直認為這是理所當然的。我以為其他醫師也是這麼想。
然而當了幾年醫師，開始了解各層面的事情之後才發現，像我這樣的看診方式一點都不「普通」。
我並沒有刻意用這種方式看診，而是抱持平常心看診，慢慢就變成這樣了。

不過，就結果來說，這樣非常棒。

因為這種診察方式可以提高患者的滿意度，這比任何事情都重要。對患者來說，診察氛圍讓人感到自在，才可以自然地詢問在意的部分。生病的人本來就容易惴惴不安，因此消除不安的種子是非常重要的關鍵。

另外，開開心心地說話聊天，其實可以消除壓力。

我在診察時並不會特別注意，也沒有採取心理療法，卻依舊能消除患者的心理壓力。

診察也是種人際往來。在各式各樣患者中，有些人不安感比較強。這樣的人來了高雄醫院幾次之後，在跟我與護理師一起聊天的過程中，不安感會自然降低。

心理壓力會對健康帶來不良影響。來醫院接受診察時，如果那分壓力可以稍微減輕，治療效果自然會隨之提升。

另外，也有過度認真、不擅溝通或建立良好人際關係的患者。

對這種人來說，我也是很容易聊得來的醫師。我並不會假裝自己是一個坦率的醫師，也不會特別誇大治療效果，當然更沒有刻意表現出開朗陽光的樣子。因為我的個性原本就是如此，所以對方也就能自然地與我對談。

不擅人際往來的人，在我的診間還是可以順利溝通，很多人會因為這一層關係而減輕對治療抱持的不安。可以說出想說的話，光是這一點就可以讓人鬆一口氣。在這個過程中，不擅人際交往的人，也會恢復些許自信。

對等的人際關係非常重要。

保持良好的人際關係，治療效果就會提升。

阿德勒心理學在這一點上也跟我的經驗法則有共通之處。

選擇治療方針的不是醫師，是患者本人

患者跟醫師的對等關係，並不只侷限於交際往來的部分，我認為在治療方針上也同樣如此。只是醫師總會受限於治療方針，並有輕視患者想法的傾向。

對我來說，討論治療方針時，也要站在患者與醫師對等的角度來思考。

比方說治療異位性皮膚炎時會碰到的抗拒類固醇問題也是如此。

一九九二年七月三十日，在朝日TV的《News station》節目上，久米宏主播以「治療異位性皮膚炎的類固醇外用藥劑很危險」為題進行說明。這個節目的收視率很高，因此認為類固醇有危險性的人大幅增加，即使到了現在，還有人會抗拒使用

類固醇。

然而，我現在非常確信類固醇對治療異位性皮膚炎有效，也仍然在使用。最先在日本以「類固醇外用藥劑具危險性（副作用）」為由，發起治療異位性皮膚炎時「排除」類固醇療法的人就是我。

不過在經驗逐步累積的過程中，我確認到，只要正確使用類固醇外用藥劑，不僅沒有危險，而且效果非常好，因此我的想法就轉變了。

真正有危險的，是錯誤的類固醇使用方式。使用類固醇這件事本身並沒有任何危險性，所以真正的重點在於正確使用類固醇。

治療異位性皮膚炎時，我是這樣想的，然而實際在施行的時候，還是會尊重患者的想法，絕不會照著自己的意思，一意孤行。

前幾天也有位異位性皮膚炎患者遠道而來。病患是一位成年男性，進到門診時全身皮膚都呈現紅腫狀態。他的母親也是一位醫師，但似乎沒有因此就使用類固醇。而且他也明白表示自己不希望使用類固醇藥劑。

於是我說：「若是這樣，我不會給你類固醇。」並針對類固醇為他進行說明。**類固醇是人體內普遍存在的物質**，由於是自然存在並且能夠有效發揮作用的物質，即使是懷孕中婦女等必須慎選藥物的人，也都可以使用。

只不過，**如果沒有正確使用，可能會破壞身體內分泌。因此在使用類固醇的時候，必須遵守規則。**

我像這樣對類固醇做說明，並持續說道：

「我今天開給你的不是類固醇，是凡士林。不過，類固醇只要好好使用是非常有效的，所以你可以回家考慮看看。如果你覺得可以使用類固醇，那我會再詳細說明使用規則。」

隔天，他就打電話來，表示願意接受類固醇療程。他不僅住進了高雄醫院，而且從類固醇藥劑塗抹的方法，到塗抹的量，全都記得相當仔細。

在抗拒類固醇的患者中，也有人花了半年以上才開始進行類固醇療程。這位患者每次來看診時，我都會針對類固醇做說明。之後也沒有特別說些什麼，只是等待對方的想法（心態）開始轉變。

我清楚知道類固醇對治療異位性皮膚炎相當有效，因為這已經在幾千位患者的治療過程中得到確認。

然而，就算是事實，**我也不會在治療方針上有任何強迫**。畢竟治療疾病是患者自己的課題。

不管選擇什麼樣的治療方法，都要由患者做出決定。而醫師該做的，就是確實說明事實，並且揭示必要的選項。**然後在患者決定治療方針之後，根據患者的選擇採取最好的方法，這就是醫師的工作。**

我就是用這樣的思維模式在進行治療。

這一點也跟阿德勒的想法不謀而合。

阿德勒如是說：

區分自己與對方的課題，對人際關係來說至關重要。

要區分醫師與患者的課題，診察時所建立的人際關係是關鍵。

想法真是一致啊！

選擇治療方針是患者的課題。我認為醫師不應該將自己的方針強推給患者。

吸入式類固醇對治療氣喘的幫助

異位性皮膚炎是皮膚發炎症狀，我們可以看得見發炎的地方，然而氣喘是支氣管黏膜產生發炎症狀，因此看不到實際狀態。

不過，氣喘也是屬於過敏引起的發炎，這一點跟異位性皮膚炎相同。因此，治療氣喘也跟治療異位性皮膚炎一樣。先消除過敏性的發炎症狀，然後維持，症狀就能獲得控制，也可能完全根治。

然而，我之前並不知道這件事，因此我總認為要治好氣喘，難度相當高。

氣喘是因為支氣管黏膜產生過敏性發炎症狀。這樣的發炎症狀容易讓支氣管收縮，呼吸會變得相當困難。到一九八〇年代為止，治療氣喘還是以支氣管擴張藥劑為主，讓收縮的支氣管為之擴張，呼吸變得順暢，病就可以治好。

但是，實際上氣喘並沒有因此被治癒。

因為支氣管黏膜上的發炎症狀是慢性的，即使藉著支氣管擴張劑讓呼吸變順暢，支氣管也很快會收縮。在沒有治癒發炎症狀的情況下，只要稍微跑動、抽菸，或是感冒，支氣管就又會再次收縮。

讓氣喘治療從根本產生變化的，就是吸入式類固醇。

其實以前我就從經驗得知類固醇對治療氣喘有效。雖然知道注射或服用類固醇可以改善氣喘，但對於產生效用的理由則一概不知。畢竟類固醇並沒有擴張支氣管的作用。

曾經有胸腔內科的醫師認為，氣喘就是「支氣管收縮所引起的症狀，只要治療發作症狀治療，支氣管就會恢復正常」。但類固醇明明不會擴張支氣管，為什麼可以讓氣喘獲得改善呢？很長一段時間裡，這個問題都沒有答案。

到了一九八九年，英國針對氣喘患者的支氣管黏膜進行調查研究，發現氣喘發作是因為支氣管黏膜的過敏性發炎。雖然類固醇不會擴張支氣管，卻可以治療過敏性發炎症狀，自此才終於解開類固醇對治療氣喘有效的原因。

那時，一般會用注射或口服類固醇藥劑的方式來治療氣喘，但很少使用吸入式類固醇。主要是因為醫師也不清楚類固醇為什麼會對治療氣喘有效。

不過，在得知類固醇對支氣管黏膜的過敏性發炎症狀有效之後，吸入式類固醇就開始普及。若要治療支氣管的發炎症狀，比起注射及口服，直接吸入類固醇更容易到達支氣管黏膜，對於全身性的副作用也較小。

日本的胸腔內科在一九九三年起正式揭示其效果，並於一九九八年在支氣管氣喘治療準則中，將吸入式類固醇列為第一選擇藥劑。

吸入式類固醇開始普及之後，因為氣喘而住院的患者人數減少至十分之一以下；因為氣喘而死亡的人數，過去每年達六千人左右，如今也降到每年兩千多人，減少了三分之一。

因為有了吸入式類固醇，現在不僅可以控制氣喘，甚至也可以治癒氣喘。

理解疾病及治療方式

醫師應該給予患者的，是適當的協助。

我實際在進行診療時，所採取的方式就是如此。

例如當氣喘患者前來初診。我會先對患者本人，或是兒童患者的監護人，像先前那樣說明氣喘這個疾病。

過去認為氣喘是支氣管收縮所引發的病症，因此只要擴張支氣管就可以治癒。但後來得知氣喘其實跟皮膚過敏所造成的異位性皮膚炎一樣，是源自於支氣管黏膜產生慢性的過敏性發炎。**只要保持不發炎，氣喘就可以獲得控制。**現在，**輕微的氣喘，可以透過定時使用吸入式類固醇加以控制，幾乎所有患者都能痊癒。**

說完這一席話之後，我會繼續具體說明吸入式類固醇。此時，兒童氣喘患者的雙親會露出擔心的表情。

「我們家女兒只會在氣喘發作的時候使用吸入式類固醇。」

「可能因為是小兒科的醫師，所以對使用吸入式類固醇特別慎重吧。」

我如此回應，並說明小兒科的狀況。

在導入吸入式類固醇上，小兒科比胸腔內科晚了許多，直到二〇〇二年才正式登錄在治療準則中。因為這樣，小兒科因為氣喘而住院的患者幾乎沒有減少，而且患者發作的頻率也很高。

如果因為異位性皮膚炎而導致發炎症狀不斷反覆出現，皮膚就會因此增厚變得粗糙。氣喘也是如此，要是頻繁發作，支氣管壁同樣也會呈現增厚狀態。兒童患者在反覆發作中成長，到了國中左右，氣管壁就會因為增厚而使得支氣管內腔變得狹窄，進而沒有辦法收縮及擴張，肺功能只剩下正常人的七成左右。這樣的現象稱之為支氣管的「氣道重塑」。

由於小兒科在導入吸入式類固醇方面過於慎重，結果讓支氣管陷入氣道重塑的孩子大為增加，現在也正對此進行反省檢討。

做完以上說明之後，我會進一步確認患者的發作狀況。

「已經是可以開始使用吸入式類固醇的年紀了，所以好好進行控制比較好喔。氣喘經常發作嗎？」

「不會，只有感冒時會發作。就連跑步也不會發作，不過倒是會劇烈咳嗽。為了預防發作，每天晚上都會吃兩種藥。」

患者目前的主治醫師所開的處方是抗過敏藥劑以及白三烯素拮抗劑。發作情形好像因此改善了。

「那麼，這樣應該也可以。如果是經常發作，或許開始使用吸入式類固醇會比較好。

發作的頻率如果跟現在差不多，持續目前的治療就可以了，但要是一個禮拜發作超過一次，替換治療方式會比較好。每天確實使用吸入式類固醇，將發作次數減少到零次吧。

以完全不發作為目標，如果能夠持續一年，痊癒的可能性就相當高。

如果發作頻率增加，可以試著跟小兒科醫師討論看看。相信小兒科醫師也會擔心氣道重塑的狀況，不會特別反對才是。

要是遭到反對，屆時請在高雄醫院接受治療吧。」

我會像這樣仔細說明氣喘及相關的治療方法。如此一來，患者及監護人都會感到安心。因為他們不僅理解了這個病症，也能夠認同治療方針。

醫師的工作是支持患者

「我還是第一次聽到如此仔細的說明。我目前所碰到的醫師，在我詢問病症相關問題時，都只給予簡短的回應，當中甚至還有醫師會氣得說出『你是不相信我嗎？』之類的話。」

患者針對疾病進行詢問，並不是能不能信任醫師的問題，單純只是出自於對病情的擔憂。可惜的是，現在還有很多醫師對患者的心理狀態漠不關心。

所以只要醫師仔細說明病情，直到患者能夠聽懂，多數患者都會感到安心。

我自己個人當然會解答患者所提出的問題。只要是我知道的，就會用簡單易懂的方式說明，遇到我不懂的，也會坦率地說「我不知道」。畢竟還有很多事是醫學尚未弄清楚的，所以我會直接照實說。

我很歡迎患者提問。要是能把所有疑問都解釋清楚，下一次的回診或是整個治療過程，就會進行得更順利。

如果能詳細說明疾病及治療方法，醫師與患者之間的信賴關係也會因此加深。當然治療疾病是主要目的，但我認為這一層信賴關係比任何事物都重要。

雖然說是詳細說明，但其實所需時間也不過就是短短幾分鐘而已。光是如此就會產生能不能治好病的差異，所以這種程度的付出，醫師實在沒有理由拒絕。

如果能夠明白醫師的工作是支持患者，診察是與患者之間建立人際關係的機會，不願意為患者做說明的醫師也會減少吧。

第6章重點整理

- 主角是患者，醫師提供協助。醫師的課題與患者的課題是不同的。
- 健康的定義是什麼？該怎麼做才能恢復健康？決定這些事項的人是患者，不是醫師。
- 醫師的課題是透過與患者對談，找出合適的治療方法。

- 醫師、患者及護理師都是人，關係是對等的。
- 保持良好的人際關係，治療效果就會提升。
- 類固醇是人體內普遍存在的物質，如果沒有正確使用，可能會有破壞內分泌平衡的危險。因此使用類固醇時，務必遵守規則。
- 醫師不應該將自己的治療方針強推給患者。
- 醫師該做的，是說明事實，揭示必要選項。
- 不管選擇哪種治療方法，都要由患者做出決定。
- 醫師的工作是根據患者選好的治療方針，採取最好的方法。
- 因為有能夠治療氣喘的吸入式類固醇，氣喘變得可控制且能夠治癒。
- 以不發作為目標，持續使用吸入式類固醇一年，氣喘就可能治癒。
- 如果能夠明白醫師的工作是支持患者，診察是與患者之間建立人際關係的機會，不願意為患者做說明的醫師也會減少吧。

第7章

中醫與西醫各自擔任的角色

健康也要做「課題分離」

為了掌握健康，最重要的關鍵就在於將課題分開。

治好病是主要目的。為了達到這個目的，醫師和患者都有各自的課題。要讓患者去做醫師的事，基本上是強人所難，而且有些事醫師做不到，必須由患者來做。

醫師跟患者各自該做些什麼才好呢？如果不能分清楚，就很難達成目的。

治療方法也必須清楚地分開考慮。中醫有其高明之處，而有些則必須用西醫的治療方式。另外，飲食療法也有適用之處。

哪個方法才最符合目的？要是沒有做好準備，不僅會反覆進行徒勞無功的努力，有時甚至會危及生命。

這是誰的課題？切割開來思考吧。

阿德勒將此稱之為「課題的分離」，這是解決煩惱時不可或缺的關鍵。

我認為在健康方面，「課題的分離」也同樣重要。

西醫及中醫擔任的角色

就像醫師跟患者所面對的課題不同，如果將治療方法也視為課題，各自扮演的角色也會有所不同。

西醫及中醫所擔綱的角色不同，但兩者間也存在互補的關係。同樣，飲食療法及運動療法也是如此。

倘若只用飲食療法就能保持健康當然很輕鬆，飲食再加上運動可以改善內分泌平衡，同時健康生活，那就不需要藥物了。

假設在飲食及運動方面都沒辦法做到，接著才來考慮使用中藥。對於內分泌平衡稍微受到破壞的人來說，單憑漢方藥物就可以恢復健康狀態。

然後，西醫也是必要的。比方說患者的病需要動手術，漢方就幫不上忙。在這種情況下，就別再試圖從漢方找方法，趕緊動手術比較好。

像這樣深入了解各種方法的特色及擔綱角色，並進行分配，對於恢復健康非常重要。

西醫仍有其必要性

中醫及西醫的角色分配特別重要。

最近西醫的弱點以各種形式呈現出來，甚至演變成社會問題的案例也常成為焦點。部分醫師及製藥公司勾結、隱瞞副作用等藥物所帶來的傷害問題，都可以在新聞報導中看到，因此對於西醫存疑的人也為之增加。

這些令人失去信任的理由，也是西醫本質上的弱點。

西醫的做法是發現症狀並加以抑制，**然而有些疾病單靠抑制肉眼可見的症狀並沒有辦法治癒。**

而且，**現在的西醫在專科方面分得太細了，因此對內分泌平衡遭到破壞所引發的疾病，會難以應對。**

像是在現代人身上常會見到的生活習慣病，大多都是由內分泌平衡遭到破壞所引起。服用單純抑制症狀的西醫藥物，恐怕很難順利產生效果。

明明沒有效果，副作用還那麼大，有些人因此不再信任西醫的藥物，變得只依賴中醫，但這是非常危險的想法。

西醫有西醫該扮演的角色，而中醫也有中醫該扮演的角色。

請務必要先理解這件事。

醫學的角色分配是治療疾病時必要的考量。

西醫也開始注意到這件事，所以最近初級照護的想法逐漸廣為人知。

負責初級照護的人，也就是所謂的家庭醫師，會負責對疾病做出最初的診斷。只要身體有異常，就先到家庭醫師那邊報到，不管什麼科別都可以。在這個階段，家庭醫師會將疾病分成當下可以治療，以及需要交給專科醫師等兩類，並且也會協助介紹專科醫師。家庭醫師就是負責做分類的醫師。

一旦自訴身體有異常的患者上門，家庭醫師就會進行診察。在經過血液檢查及照過X光之後，根據檢查結果做出判斷，像是「你要到這間醫院進行治療」「你應該要盡快到大一點的專門醫院進行詳細檢查比較好」之類。

在日本的西醫領域裡，無論是什麼樣的疾病，一直沒有建立起由初級照護的醫師進行初次診斷的制度。日本初級照護學會是在一九七八年設立的，到了二〇一〇年，成立日本初級照護聯合學會，這才終於真正開始普及。

事實上，**我認為日本從以前開始，就是由優質中醫師擔任初級照護的角色。**

中醫的患者從零歲的孩子到老人都有，範圍相當廣，而且有各式各樣的病人。看診後，中醫通常會開始進行漢方治療，然而優質的中醫師在診察時，會意識到有些疾病「漢方沒辦法醫治」。

像是「你的情況如果不盡早動手術會有生命危險」「這個到胸腔內科看診比較好」等情況，就會建議患者接受西醫的治療。

這種判斷，都由中醫師負責，因此我認為這就跟初級照護一樣。

總而言之，對優質的漢方醫師來說，跟西醫互相配合進行角色分配，是再自然不過的。

因此我也希望患者不要全盤拒絕西醫。

中醫的極限

對中醫來說，陰陽若失衡，人就會生病。治療就是為了恢復平衡。

然而，中醫還是有極限的。

「有些疾病藥石罔效。」在中醫典籍中有出現過這麼一句話，表示從很久以前開始，中醫就認定了自身並非萬能，而是有極限的。說得極端一點，不管服用什麼漢方藥，也不可能讓被切斷的手指再長回來。

然而，被切斷的手指若是由西醫的外科手術來處理，則可以再接回去。尤其是被銳利的刀物切斷時，外科手術連神經都可以接回，仍有可能恢復到原本的狀態。

也就是說，有些狀況中醫無計可施，但西醫卻可以進行治療。

切斷手指是極罕見的，不過還有其他相當多的病例。

比方說心肌梗塞。

心臟的血管因為動脈硬化而變得非常狹窄時，會有發生心肌梗塞的危險。以中醫的治療方式來說，無論恢復血液流動的效果有多好，也不可能讓已經變狹窄的心臟血管馬上變寬。

讓擔心心肌梗塞發作的人，一直持續接受中醫的治療，其實是有道德上的問題。因為在耗費時間的過程中，如果心肌梗塞發作，甚至有可能因此喪命。

因此，如果得知心臟的血管因為動脈硬化而變窄，立刻接受西醫的治療才是正確的應對方式。

心臟內科可以在心臟的血管裝設支架，藉以確保血液流動。支架是可以擴張的網狀金屬小圓筒。

遇到危及性命的疾病時必須做出緊急處置。就這方面來說，西醫比中醫要來得高明。

所以不應單純認為西醫不好，而要用「擔綱不同角色」的方式來理解。中醫與西醫並不是對立的，這兩者並沒有哪一方較為優異。

西藥對了解病因的疾病較能發揮效果

西醫能發揮效果的狀況，不只侷限於外科。根據病別的不同，有些時候，在內科藥物上也有優異表現。

比方說血壓非常高時，中醫的藥物沒辦法讓血壓順利下降，但西醫卻有可以直接降血壓的藥。

高血壓容易造成腦中風或心肌梗塞，若是拘泥於中醫，可能會有危險。

另外，胃潰瘍也是如此，最近是西醫的藥物較容易出現效果。

三十年前左右，西醫對於因嚴重胃潰瘍而住院的病人，會每天注射打針以進行治療。但這麼做卻沒有好轉，結果很多病例還是要進行胃部手術。

然而到了現在，幾乎沒有因為胃潰瘍而住院的人了。這是因為氫離子幫浦阻斷劑以及組織胺第二型受體阻斷劑等兩款藥物問世的關係。胃潰瘍的成因是胃酸分泌，而這兩款藥物可以強力抑制胃酸。

內服藥物已有長足的進步，所以如今不需動手術也可以治好胃潰瘍。

前面所提到的氣喘也是，因為知道是由支氣管黏膜的慢性過敏性發炎症狀所造成，所以吸入式類固醇也帶來了有效的成果。

以前來高雄醫院希望透過中醫治療氣喘的患者相當多，因為發作而住院的病人，多的時候每週大約有兩到三位，不過現在已經幾乎沒有了。雖然我們是中醫師，但現在針對氣喘的治療，還是會以吸入式類固醇作為第一選擇。

這也是「在了解病因之後，西醫就能發揮效用」的例子。

慢性肝炎也是。而今已經得知病毒是慢性肝炎的主要成因，藉著干擾素可以消除七成以上的病毒。中醫是沒辦法消除病毒的，所以如果不採用西醫，就不會有這樣的效果。

就像這樣，**要治療病因非常清楚的疾病時，採取經研究驗證後的西醫治療法效果比較好。**

相反地，像是膠原病或腎功能不全等等尚未得知全貌，而且跟內分泌平衡之間有密切關係的疾病，比起西醫，現在還是應以中醫來應對。

因此，我們不應過度抗拒西醫或中醫。以「配合疾病或症狀進行角色分配」的方式來選擇是較為妥當的。

裝設心臟支架後的注意事項

因為糖尿病所造成的心肌梗塞，治療時，必須處理血管狹窄的狀況，所以會在心臟的血管內裝設支架。

然而，對於心肌梗塞的患者來說，裝設支架絕對不是根本的解決之道。

裝設支架指的是用器具撐開變得狹窄的心臟血管，藉以使血液流動恢復順暢。雖然裝設支架的部分血液流動恢復了，但血管其他地方卻依舊有動脈硬化的情形。

因此，如果患者依舊維持同樣的飲食習慣、不運動，很快地，其他血管也會變狹窄，導致必須裝入新的支架。

事實上，很多病例都是一開始只裝設一根支架，後來逐步增多了，這是每一位心臟血管科醫師都知道的事情。

不管裝了多少根支架，若是沒有找出動脈硬化的根源，就沒辦法澈底解決。

動脈硬化是生活習慣造成的。若是調整了生活習慣，仍舊無法改善動脈硬化的情形，可以在接受西醫診治的同時，加入重視內分泌平衡的中醫思維。

不過，還有一個更好的辦法，就是減醣飲食法。

我們都知道，一旦罹患糖尿病，就很容易演變成動脈硬化。因為血糖值過高容易讓血管受傷，當然心臟的血管也難以倖免。

另外，血液中的中性脂肪過多也很容易造成動脈硬化。

反過來說，即使罹患糖尿病，只要血糖值不高，且血中的中性脂肪很少，就不會產生動脈硬化。

能夠降低血糖值、減少中性脂肪的飲食療法，就是減醣飲食法。

若可以在裝設支架的時間點**開始執行減醣飲食法，就不再需要增加支架裝設**。

醣類攝取過多會造成疾病

有個名詞叫生活習慣病。

雖然說目前我們已然得知過敏性疾病、高血壓、代謝症候群、糖尿病等，跟飲食及運動之類的生活習慣有很強的關聯性，但這些幾乎都是病因不明的疾病。

儘管造成生活習慣病的主因還不是很清楚，但我認為是內分泌平衡受到破壞所引起的，所以或許應該說是「內分泌平衡相關疾病」。

對於這些內分泌平衡相關疾病，一直以來都有中醫治療能夠幫得上忙的地方。因為中醫是藉著陰陽平衡調和的觀點來治病，所以我認為非常適合用來治療生活習慣病。

不過，目前我們清楚知道，在生活習慣中，**只要減少飲食中的醣類攝取，血糖值很快會回到正常狀態**，至少糖尿病是如此。

平常，只有用餐攝取了大量醣類時，血糖值會突然急速上升。血糖值一旦急速上升，身體就得分泌大量胰島素。因為胰島素是唯一能降低血糖值的荷爾蒙。

以現代人的飲食習慣來說，基本上醣類食物已經算是攝取過量。在長達七百萬年的人類漫長歷史中，每天都吃下這麼多醣類食物，也不過是近兩百年的事情。

我認為目前罹患糖尿病的人會增加那麼多，原因就在於用餐時攝取了過多的醣類食物，以及運動量不足。

事實上，**施行減醣飲食法，血糖值就能恢復正常，因此即使是糖尿病患者，也能像正常人一般生活**。

那麼，糖尿病以外的生活習慣病，跟醣類攝取過多的飲食習慣無關嗎？

其實吃下醣類食物之後，身體會分泌胰島素。胰島素不僅會讓血糖值下降，也有其他作用，還會成為各種疾病的主因。

其中之一就是讓身體堆積脂肪。胰島素一經分泌，身體多餘的血糖就會變成脂肪並囤積起來，而將脂肪分解成能量的作用也會受到抑制。

因此，胰島素分泌得越多，人就越容易發胖。

在飲食生活中攝取過多醣類，除了讓血糖值上升，分泌過剩的胰島素也會帶來不良影響，而且容易形成代謝症候群、高血壓等症狀。

高血糖及高胰島素血症（血液中的胰島素偏高的狀態）會帶來氧化壓力，並對血管造成損害。

另外，一旦有了高胰島素血症，腎臟排出鈉的機能會下降，如此一來，血管內容易積存水分，同時也容易產生高血壓。

而且高胰島素血症還會讓交感神經處於緊繃狀態，這也可能讓血壓上升。

再者，高胰島素血症也會讓動脈硬化、阿茲海默症、癌症、老化的風險升高，高胰島素血症所帶來的氧化壓力，跟各種生活習慣病可說是息息相關。

事實上，施行減醣飲食法之後，罹患異位性皮膚炎及氣喘等過敏性疾病的患者，半數以上的病情都有改善。

另外，膠原病及尋常性乾癬等原因不明的病症，在飲食中減少醣類攝取之後而改善病情的例子也不少。

我認為原因不明的生活習慣病，就是因為胰島素分泌過剩等狀況導致內分泌失衡所引起。

而內分泌失衡的最大原因，就是醣類攝取過多。

採取減醣飲食法，減少藥量

前不久有位剛成為實習醫師的年輕人到高雄醫院來見習，在看了我診察病患之後，他寫了一封E-mail給我。對於診間非常熱鬧歡愉這一點，他認為「真的好厲害」，另外文中還寫到：

「最讓我感動的是，醫師會逐步減少患者的藥量。減少藥量的門診我還是第一次見到，真的很驚訝。」

幾乎所有診察，都會針對慢性病患增加藥量。這是因為用既有藥物控制已經狀況不佳，要是不增加，病情就會惡化。在這種情況下，病患長年一直上醫院，不知不覺間就變得必須服用大量藥物，遺憾的是，這就是罹患慢性病現況。

因為已經習慣這樣的診察模式，所以這位年輕的實習醫師看到我在治療過程中逐步減少藥量時，才會感到如此驚訝。

這基本上也揭露了過於依賴藥物的醫療極限。

慢性病即使用內服藥物加以控制，效果也只是一時的，很快就會失去效用，只能增加藥量。

事實上，藥物在治療上是不可能治本的。

然而，在施行減醣飲食法之後，大多數疾病都會獲得改善，而且還能漸漸拋開藥物。

西醫用藥物來抑制病症的極限，中醫早就察覺了。因為中醫認為，慢性病是人體的平衡遭到破壞所引起的。

只不過，中醫也有極限。不少慢性病單靠使用漢方藥物是無法改善的。

其中之一就是糖尿病。糖尿病也是因內分泌失衡所引發，光靠漢方藥物就要讓血糖值恢復正常是不可能的。中醫沒辦法讓失衡血糖值回到正常。

然而，減醣飲食法卻可以立刻讓血糖值恢復正常。而且不只是血糖值，就連血壓、中性脂肪等跟動脈硬化相關聯的數值，同樣有良好表現。也就是可以明確地讓糖尿病所導致的身體失衡恢復到健康狀態。

例如我自己在二〇〇二年發現罹患糖尿病以來，前後大約有十四年都持續在執行減醣飲食法，因此糖尿病及動脈硬化等相關檢查數值全都正常。當然我完全沒有使用任何藥物，糖尿病的併發症也全都沒有爆發。

就像我在「前言」中提到的，雖然我現在（二〇一五年）已經六十五歲，但牙齒全都還在，沒有蛀牙也沒有牙周病。六十五歲了牙齒還可以全在的人，在日本大概每百人中只有一到三人而已。

至於眼睛方面，我有近視、散光等混合症狀，但不知道為什麼調和得很好，所以不需要戴眼鏡也可以閱讀《廣辭苑》，日常生活完全不受影響，也沒有白內障的問題。跟我同年的眼科醫師說我是「幸運的傢伙！」的確，在超過百位的同齡人中，像我這樣的人幾乎一個也沒有。在聽力方面，功能同樣完全沒有下降的跡象。

我的排尿也完全沒有問題，從上午九點起開始診察病患，一邊喝著茶跟咖啡，直到下午兩點左右，看了五十到六十位病患之後，這才從容不迫地到廁所解決。夜間排尿基本上則是一次都沒有。

我的睡眠時間平均大約是七個鐘頭，一般人常說的「晨間勃起」我也會有。

一般來說，身高隨著年齡一起萎縮的情形相當常見，不過我最近量身高的時候是一百六十七公分，跟二十歲左右比起來完全沒有減縮，這讓我鬆了一口氣，感到安心不少。另外，我的體重是五十七到五十八公斤左右，顯示肥胖程度的ＢＭＩ值則是二〇・四到二十・八之間，這些都跟年輕的時候一樣屬於正常範圍。

從客觀的角度來看，採行減醣飲食法的我，健康保持在非常良好的狀態。

減醣飲食法是解決生活習慣病的最終方法

減醣飲食法一開始是用來治療糖尿病，不過後來實際上我確認到減醣飲食法在許多生活習慣病上都能發揮作用。

對於異位性皮膚炎、氣喘、花粉症等過敏性疾病，效果都能如實呈現。

另外，除了對糖尿病能產生效果，對高血壓及肥胖也有效，而且還能預防癌症及阿茲海默症，這是醫學研究所做出來的推測。

就這些事實來看，在生活習慣病引發內分泌失衡的過程中，我想最大的原因會不會就是攝取了過多的碳水化合物？

雖然還沒有嚴謹的醫學研究能作為佐證，所以無法斷定，但我認為這假說的可能性非常高。

膠原病或潰瘍性大腸炎等等原因不明的生活習慣病，會不會其實也是攝取過多醣類引起的呢？

住在北極圈內的因紐特人，在距今一百年前左右是以生肉及生魚為主食，而且持續過著幾乎不吃碳水化合物的飲食生活。調查因紐特人的健康狀態後得知，他們罹患一般慢性病，像是急性心肌梗塞、糖尿病、甲狀腺機能亢進、支氣管氣喘、多發性硬化症、尋常性乾癬等疾病的患者，幾乎是少之又少。

另一方面，患有腦出血或癲癇的患者，也比丹麥人要少得多，可以說是幾乎沒有生活習慣病的問題。

我想，他們應該也不會有膠原病及潰瘍性大腸炎。

這樣的狀況，或許正揭示了醣類攝取過多會導致內分泌失衡，並進而引發疾病的事實。

對於身體失衡所引發的病症來說，減醣飲食法就是最終的解決之道。

中醫亦非萬能

雖然說治療法的角色分配非常重要，但我想今後中醫所負責的範圍會慢慢地越變越小。

就像前面提到過的，某些因為迄今原因不明，所以只有中醫能產生效果的治療方法，在逐漸解開原因之後，會由西醫接手，進行根本性的治療。

另外，同樣原因不明的生活習慣病，儘管只有中醫能提供值得信賴的治療法，但因為得知攝取過多醣類的飲食生活會帶來不良影響，比起中醫，減醣飲食法還比較有效。

如果要確實做好角色分配，今後中醫適用的，就是在西醫及減醣飲食法都沒有效果的疾病上。

比方說過敏性腸症後群、慢性胃炎、胃食道逆流、異位性皮膚炎、蕁麻疹、過敏性鼻炎、花粉症、蛋白尿、血尿、寒症、生理期不順、生理痛、腎功能不全，或是膠原病等目前為止中醫還能發揮一定效果的疾病。

但是，如果太執著於中醫，可能會讓原本能治好的病變得治不好。

可惜的是，中醫師有很多人想法固執，他們動不動就會有「光靠漢方就可以治好病」的幻想。

例如想要藉著漢方治好糖尿病，就是一種幻想，而且想用漢方治好心臟血管的動脈硬化或變窄情況，根本是不可能的事。倘若在做這些努力的過程中，讓患者陷入危及性命的狀態，中醫師的思維就有嚴重的弊端。

不過，想用中醫治好所有疾病純屬幻想，這件事情其實中醫師應該也很清楚。

比方說，即使是認為異位性皮膚炎只能用中醫治療的中醫師，在患者產生腎病症候群時，也會清楚知道如果不使用類固醇一定會危及生命。事實上，在二戰發生前，也就是類固醇尚未問世時，腎病症候群的死亡率可是高達六成。

明知如此，治療異位性皮膚炎時卻堅決不使用類固醇，這就互相矛盾了。

如果類固醇對人類來說真是危險物質，應該就連腎病症候群也不能使用。然而，腎病症候群可以使用，異位性皮膚炎卻不行，這真的很奇怪。

由於中醫師在治療腎病症候群時也會使用類固醇，所以無法全面否定西醫。

另外，假設大多數的生活習慣病真的是源自於攝取過多醣類的飲食生活，那麼中醫的思維模式在對應上就有極限了。

因為比起用漢方藥物來維持身體平衡，施行減醣飲食法的效果更加顯著。

西醫並非萬能，但中醫也沒辦法改善所有疾病。

破除侷限、確實做好分工，才是最重要的。

第7章重點整理

●西醫及中醫所擔綱的角色不同，兩者間也有互補關係。

●有些疾病單靠抑制肉眼可見的症狀並無法治癒。

●現在的西醫在專科方面分得太細，因此難以應對內分泌平衡遭到破壞所引發的疾病。

●負責初級照護的人，也就是家庭醫師，會負責對疾病做出最初的診斷。

●日本從以前開始，就是由優質的中醫師擔任初級照護的角色。

●遇到會危及性命的疾病，必須做出緊急處置。西醫在這方面的處置比中醫要來得高明。

●想治療病因非常清楚的疾病，採取研究驗證過的西醫療法，效果較好。

●能夠降低血糖值、減少中性脂肪的飲食療法，就是減醣飲食法。

●只要減少飲食中的醣類攝取，血糖值很快就會回到正常狀態，即使是糖尿病患者也可以像正常人一樣生活。

●攝取過多醣類，除了讓血糖值上升，分泌過剩的胰島素也會帶來不良影響，並且容易形成代謝症候群、高血壓等。

- 內分泌失衡的最大原因，就在於攝取過多醣類，以及運動量不足。
- 減醣飲食法一開始是用來治療糖尿病，但對許多生活習慣病也能發揮作用。
- 對於內分泌失衡所引發的病症來說，減醣飲食法就是最終的解決之道。
- 比起用漢方藥物維持內分泌平衡，施行減醣飲食法的效果更顯著。

第8章

所有相遇都是為了邁向健康

只要有心，就能用阿德勒心理學的方式生活

我到不久前都還不太清楚阿德勒心理學的相關內容。由於我也會使用心理療法，所以對於心理學算是有點涉獵，不過對於阿德勒的理解也只是知道有這位心理學者而已。

在友人告訴我之前，我一直都沒有察覺到，其實我在不知不覺間跟阿德勒有著相同的想法。

翻閱阿德勒心理學相關書籍之後，我發現自己在健康及治療方面的想法，確實跟他相當接近。而且，我的人生觀也在往阿德勒的思維方式靠攏。

到目前為止，我對自己的過去或是人際關係，全都認為「現在這個當下，就是我能得到的所有條件」，並且將這些條件盡可能地用在解決人生的問題上。

當了醫師之後，施行治療時我也採用同樣的態度，跟眼前的患者建立良好的人際關係，透過治療患者直接面對課題，並竭盡所能完成任務。

接受事實，全力支援患者達成想要追求的目標，不知不覺間，我就確立了幾種

新的療法。

因此我認為作為醫師，可以藉著阿德勒式的人生觀獲得某種程度上的成功。

不過，我的人生觀一開始並不像阿德勒所說的那樣。儘管原本我的性格就非常樂天，行動也相當積極，但是單憑著與生俱來的性格，想要實踐阿德勒的人生觀，並不是一件容易的事。

我能夠逐步抱持著阿德勒式的人生觀，應該是受到雙親、兄弟，以及朋友們的深刻影響吧。最重要的是，我透過跟這麼多患者相遇，自然形成了這樣的人生觀。

就當作這是偶然的累積，讓我作為採取阿德勒式想法的醫師，談談自己的想法。

雙親因原子彈爆炸而相遇

雖然這聽起來可能有點奇怪，不過我還是要說，如果沒有廣島原子彈事件，我可能不會誕生在這個世界上。

我的母親來自山縣郡安芸太田町大字松原，那個地方位在廣島縣的深山裡，她是淨土真宗住持的女兒。母親在八個兄弟姐妹中排行老么，有一位年長許多的姐姐在奈良的女子高等師範學校當老師，因此母親在幼稚園時期就搬到了奈良，由姐姐帶大，最後也從奈良女子高等師範學校畢業。

之後，她成為廣島市舊制女子學校的老師。一九四五年八月六日清晨，她正在耕田做勞力貢獻的時候，原子彈投下了。

雖然距離爆炸中心點相當近，幸運的是，當時她似乎位在田畝後方，所以受傷的部位以手肘、手腕、大腿，以及膝部為主，沒有因此喪命。

父親出身於東京，從慶應大學的醫學部畢業之後，受到徵召成為軍醫，前往位於廣島深山水庫附近的駐紮基地。那水庫是用來當作水力發電的，藉以將電力送往廣島的吳軍港。就在他擔任軍醫的期間，廣島受到原子彈襲擊。

雖然說撿回了一條命，但被爆炸所傷的母親還是受了相當嚴重的燒傷。從廣島來的親戚將母親送到另一個姐姐位在山縣郡戶河內町的家中，而戶河內町正是父親的駐紮基地所在地。

就我記憶所及，父親平常相當溫和，但是一喝酒性格就會大變。

儘管發生了這麼嚴重的大事，但因為當時父親還年輕，所以才能繼續擔任醫師的工作。他勤奮地來回診療逃到附近的爆炸受害者，其中一個患者就是我的母親。

母親的手腕、大腿跟膝部還留有瘡疤，不過燒傷的部分則已經恢復得差不多。之後，父親就向母親求婚了。

兩人結婚後，父親以受雇醫師的身分在奈良及京都等地工作。

我的哥哥洋一郎是在奈良出生的，而我則是在兩年後於京都出生。

我才剛誕生三個月左右，我們一家人就又再次搬到了廣島縣。當時母親的姐姐和姐夫住在廣島，父親受到他們夫妻的請託，到戶河內町的醫院擔任院長，並且以外科醫師的身分活躍在當地。

不過，由於不擅長處理人際關係，父親最終選擇辭職離開，後來輾轉成為廣島市內一間醫院的受雇院長，接著就自己開業了。他的醫院位在一棟大樓的角落，住處則在別的地方。當時自己開業的醫師大多是在自家進行診療，所以他的情況算是相當罕見。

父親的醫院經營得十分順利，我們的家境也突然變得相當富裕。我記得我們不僅買了自用車，還請了一個司機。除此之外，父親還擁有一台遊艇。不過這架遊艇很快就被別人接手了。

這是由於父親的性格所致，他被人擺了一道。

酒品很差的父親

作為一個醫師，父親所得到的評價並不差，然而他的酒品很糟糕，簡直是距離酒精中毒只有一步之遙。還在戶河內町的時候，每天晚上父親都會在結束診療後喝酒，直到喝得爛醉才回家，而且在家裡大吵大鬧。

當父親酒醉亂吼的聲音從夜晚的田邊小路傳來，我們總是慌慌張張地跑到隔壁鄰居家避難。儘管如此，隔天早上父親還是可以一副沒事的模樣，繼續看診，所以在外面，大家都認為他是一名很棒的醫師。

我想只有家人以及一小部分的人知道他快酒精中毒了吧。

父親原本就是個容易心血來潮的人，也不知道他是怎麼想的，在戶河內町醫院工作的時候，有一天他突然跑去當貨運船的船醫，一走就是兩年，期間音訊全無。母親被拋下後，生活立刻陷入困頓，得從互助組織借錢，不然就會沒東西吃。

像這樣的人，竟在廣島市內成為一名成功的開業醫師，而且每晚都在繁華的街道上喝酒散步、夜夜笙歌。他在夜晚的街道上認識了一個流氓，錢就這樣被騙個精光。接著沒多久，又出現了另一個流氓，告訴他：「我幫你討回來！」結果父親又被騙了一次，就這樣反反覆覆，結果當時被騙的金額超過一千萬日圓。如果換算成現在的價值，應該相當於一億日圓以上。由於被騙走了如此龐大的金額，所以剛提到的遊艇也只能放手。

有一天深夜，突然有兩個流氓闖進家裡來，父親當時不在家，跟往常一樣在外面喝酒散步，因此就由母親來應對流氓，根據流氓的說法，他們好像是在懷疑父親幫別的流氓保管毒品。當然，父親不可能幫忙保管那種東西，跟流氓的往來只有讓他受騙而已。母親是一個相當剛強的人，她在應對的時候絲毫無所懼，還把流氓趕了出去。

沒想到，災難沒有就此結束。幾天後，輪到警察找上門。他們同樣是來找毒品的，這次沒辦法拒絕，所以母親打開了保險櫃。然而從裡面找到的，只有父親珍藏的女性裸體寫真而已，根本就沒有毒品，於是警察也只能放棄，悻悻然離開。

像這樣的誇張事蹟，父親可說是一點都不少，不過近乎酒精中毒的家庭暴力，終於在我升上國一時結束了。當時哥哥就讀國三，他對著像平常一樣施暴的父親大發雷霆，於是兩人扭打起來，最後哥哥將父親制伏在地板上。

可能是因為輸給了兒子所以大感驚訝，也可能是難為情吧，總之父親的家庭暴力從那時候起就平息了。

跟哥哥的關係也足以登上金氏世界紀錄

就自家人的關係來講，與我關聯性最強的不是父親也不是母親，而是哥哥。我的哥哥江部洋一郎是高雄醫院的前院長。由於我是高雄醫院的理事長，所以我們長時間都在同一家醫院一起工作。

事實上，截至目前為止的人生道路，哥哥跟我幾乎都是朝著同一個方向走。從戶河內托兒所開始，乃至於戶河內幼稚園、戶河內小學、牛田小學、修道國中、修道高中、京都大學醫學部為止，全部都在同一所學校上課，不僅如此，大學時還住在同一間公寓裡，職場也相同。

一路以來都走在同一條道路上的兄弟，真的非常少見。所以我常開玩笑講說我們可以列入金氏世界紀錄了。

從學校一直到職場全都做出一樣的選擇，聽到這裡，應該每個人都會覺得我們是「感情很好的兄弟」，但事實上並非如此。當然我們的關係並不是太惡劣，所以應該是說沒有那麼要好。

哥哥跟我的性格相當不同。他經常跟人吵架。簡單來說，進入社會之後他就是會我行我素，每每造成周遭人們的困擾時，都是由我出來替他善後。我們的關係就是如此。

儘管如此，但就我而言，我對哥哥其實有著強烈的信賴感。想想這也是理所然的，要不然怎麼會學校完全相同，職場也如出一轍，雖然說都是我自己選的，但事實上我是跟隨著哥哥的腳步在走。如果我討厭哥哥，早就選擇別條路了。

哥哥的性格非常奇怪，說起來就是對與人來往完全沒興趣的一個人。不僅不會去參加同學會，與家人、我跟我太太聚餐時，也會在吃完之後迅速打道回府，把其他人留在現場。

哥哥的家人們半開玩笑地懷疑過哥哥是不是有人格障礙的問題，而哥哥自己也承認這一點，他似乎不太能體會其他人的心情。而且，他總是會用自己喜歡的方式去做自己喜歡的事情，這是一件好事，但卻常常為周遭的人帶來困擾。他就是這樣的人。

從另一個角度來看，他可以把需要敏銳感性、需要獨創性的工作做得很好，也就是藝術家類型的人。

而我則是從來沒有為與人際交往困擾過，屬於在人際關係上很圓滑的類型。因此由哥哥引起的爭端，或是他棄之不顧的雜事，都是由我來善後。

我想，對於我會在後面擦屁股這件事，或許也在哥哥的計畫之中。站在我的立場來看，這樣的事情說麻煩也是很麻煩，但也只能想著「算了，反正他就是這樣的人」，這麼一來也就不會覺得那麼困擾了。

倒不如說，哥哥獨創的工作模式給了我很大的刺激，我從中學習到很多。

哥哥所做的事真的非常有獨創性，幾乎都是從誰都無法理解的事情開始做起，然而不知道為什麼，我總是能夠立刻看出那分工作的價值所在。我相當善於提供客觀評價，所以會將哥哥的研究整理成簡單易懂的方式呈現出來，因此在臨床應用上多會獲得大家的認同。這樣的事情發生過非常多次。

我想就是因為這樣，所以性格迥異的兩兄弟才能以醫師的身分，將業績提升到目前的狀態。

優等生及壞孩子

哥哥從小的成績就相當優異，他畢業於廣島縣的修道國中及高中，重要節日時都會以優等生的身分接受表揚。

然而另一方面，小學老師給他的評價卻是「有雙面性格」，在老師面前是好學生，背地裡卻是個壞孩子。

母親會嚴格要求哥哥認真讀書，真的是非常嚴酷的斯巴達教育，所以哥哥每次聽到嚴厲的聲音，就會立刻流淚哭泣。因為在雙親面前必須當一個認真的乖孩子，所以才會形成反作用力，變成擁有雙面性格的孩子吧。

我一直在旁看著這一切，一直都記得哥哥教我的東西。學習那些有的沒的，對我來說可是一點都不困難，於是我就變成了一個惡行惡狀的孩子，還會滿不在乎地對著媽媽說出「死老太婆」之類的話。

儘管我跟哥哥一直都讀同一所學校，但我完全跟優等生沾不上邊。

小學時期，在上下課途中，我會跑去撞寺廟的鐘，撞了就跑；也會去按附近鄰居的門鈴，同樣一按就跑，說我是「壞孩子」一點都不為過。升上高中後，我還會去學校禁止的電玩遊樂場玩，所以雖然我的成績跟哥哥一樣優秀，由於素行不良，當然沒有接受過優等生的表揚。我沒有雙面性格，就是個單純的壞孩子。

哥哥從修道高中畢業後，進入京都大學醫學部就讀，兩年後，我也選擇了同樣的路。

即使在爭論中勝出也沒有意義

我的大學是在昭和六〇年代（一九七五年至八五年）末期度過，哥哥入學那段時間，正好是全學共鬥會議運動（日本學運）開始的時期，七〇年代則有安保鬥爭。當時全日本的大學都捲入其中，京都大學也同樣是拒絕上課、拒絕教課。

我上的是醫學部，需要接受六年的教育，然而真正有上到課的時間加起來差不多兩、三年而已，一半以上的時間學校都被用路障封了起來。我跟哥哥都曾經躲在醫學部的圖書館長達三個月以上。

話雖如此，但我們實在沒有理由去參加過於激烈且暴力的鬥爭。基本上只有少數學生去參與革命主義同盟或紅軍派之類的激進團體，幾乎所有學生都不屬於任何一個激進組織，只是單純認同學生運動的理念而已。當時這樣的學生被稱之為「無黨派的激進分子」。

在醫學部，幾乎所有學生都沒有像革命主義同盟或中核派一樣，用血債血還的方式掀起波濤，不過還是可以分成民主青年同盟及全學共鬥派，每天都爭論不休。我屬於全學共鬥派，在跟民主青年同盟的同班同學爭論時，幾乎都說到要吵起來，只為了用理論駁倒對方。

之後我當了醫師，並開始試著讓新的治療方法普及化時，必須駁倒常識派的反對意見，此時學生時代的經驗就派上了用場。

只是，現在回想起來，駁倒對方的論點其實一點意義也沒有。當年我基於中醫的理論，努力駁倒對立的守舊派，但在那時候我完全不知道，自己只是用蠻橫硬來的方式讓對方臣服而已，留下的只有恨意，根本不可能讓對方產生共鳴，甚至願意共盡一份心力。

爭論跟口頭吵架一樣，即使贏了也沒有任何意義。

於是我發現到，與其爭論不休，不如在理解對方心情的前提下，花點時間讓對方接受並產生共鳴，效果還比較好。

不過，在科學上的爭論勝出，是為了讓治療法普及的必要過程，學生時代的經驗提升了我在爭論上的技巧，所以也算是很有意義吧。

「我也很難受啊！」

儘管我是一個在人際關係上很少遇到煩惱的人，但作為一個醫師卻常常煩惱。我在診察一直都沒辦法治癒的患者時，總會煩惱著到底該怎麼做才好。

光用西醫無效，所以採行了中醫；藥物治療沒辦法改善病情，所以納入飲食療法。只要是可以嘗試的方法我都願意去試，好不容易才確立了治療法。

但即使在實際治療時有那麼多煩惱，「我是不是不適合當一個醫師」這樣的想法可是一次都不曾出現過。

這種自信的根源，我想還是來自於人際關係。

來我們診接受診察的患者越來越多，治療成效不錯的患者所給予的感謝，以及工作人員們的信任等，全都讓我在工作時有滿滿的充實感。

從患者及工作人員們的人際關係中，我常能感受到身為一個醫師的自信。

我從年輕起就幾乎沒什麼人際關係的困擾。眾多患者中，有時也有些人很與眾不同，但我還是能站在醫師的角度，跟這樣的患者建立起良好的人際關係。

比方說很久以前，我曾有過一個很有趣的體驗。

那位患者是稍有名氣的名人，有拍過電影，也發生過全國知名的事件，當時他因為自律神經失調而住進了高雄醫院。

雖然他住的是單人房，但卻常發出很大的聲音造成騷動。在他的隔壁房住著癌症末期的患者，還有肝硬化的重症患者。這些患者紛紛跑來抱怨，但護理師實在不知道該怎麼辦才好。不管提醒他多少次都沒有用，所以就把我請了出來。

「不好意思，因為隔壁房住著癌症及肝硬化而痛苦萬分的病人，你一發出巨大聲響，他們就會感到更加難受，可以請你稍微安靜一點嗎？」

我才剛拜託完，他就暴怒了。

「我也很難受啊！你一定覺得我的病沒有什麼大不了，但是這樣的痛苦你根本就不懂。」

護理師們從監視器畫面監看著現場情況，打算情勢不對就打電話報警。

那時候，我是這麼跟那位患者說的：

「啊，你說得沒錯。痛苦的程度無論是癌症、肝硬化，或是你的自律神經失調，其實都是一樣的。我沒有察覺到這一點。這是我的不對，不好意思。」

結果，對方立刻改變了態度。

「啊，原來你知道這一點啊。厲害，果然有一套。」

說完之後，他原本怒不可抑的表情也緩和了下來。

「我讓隔壁房感到困擾了吧。那從今天開始我就不再吵鬧了。」

這件事就這樣和平落幕了。我的一句話，應該是讓他理解了人性吧。

我對那個人所說的話，絕對不是單純的場面話。

而是在他發出「我也很難受啊！」的哀嚎瞬間，突然感受到的。雖然說是自律神經失調症，但對患者本人來說，主觀上的痛苦程度應該跟癌症及肝硬化沒什麼兩樣，在那個當下我是真的這麼想，所以我才會坦率道歉。

所謂的人際關係，就是彼此互相理解，能夠在這位患者身上學到這麼重要的一堂課，我的內心充滿了感謝。

從以前開始，我就像阿德勒所教導的一樣，認為用對等的角度與人往來是理所當然的。因為習慣了去思考從患者的角度來看會是什麼感覺，所以即使遇到與眾不同的人，我也還是可以站在對方的立場去思考。

而且，在盡全力用對等的角度與人往來的過程中，我就完全不會有自己是不是不適合當醫師的想法了。

運用直覺判斷改善經營狀況

我下決定算是挺快的，可以用直覺做出判斷是我的特色之一。

我的性格幾乎不會感到後悔，所以對於煩惱也沒關係的事，我就會不停持續，**但要是煩惱也沒有任何幫助的事，我就會非常乾脆地割捨掉。**

這樣的性格發揮在好的方面，或許就是可以很快做出決定。

我不會讓自己陷入毫無意義的苦悶心情之中。而且我發現到，可以運用直覺做出判斷，無論是在生活，還是工作上，都能帶來非常好的結果。

我就曾用快速的決定及優異的直覺，救起醫院的營運。

這大概是發生在距今十年前左右的事。那時候高雄醫院的營運狀況有點辛苦。雖然因為中醫治療及異位性皮膚炎治療而前來的患者相當多，然而住院的收入卻停滯不前。

當時減醣飲食法還沒有開始導入高雄醫院，而且幾乎沒有人知道。

就經營醫院的角度來看，住院背後的含意遠比門診要大得多。我身為理事長，背負著經營醫院的責任，所以覺得必須做點什麼才行。在每個月一次的例行會議上，我試著跟經營顧問進行討論，結果對方說：

「有殘障者專用病房補助制度喔。」

這裡的制度指的是因為腦中風後遺症而身體麻痺的人，或是神經性重症的患者，只要超過一定的人數比例，健康保險就會用一天多少額度的方式給予補助。

當時在高雄醫院裡，有不少位符合這個制度的患者，我在腦袋裡稍微計算了一下，假設能得到這個制度的認可，一年間估計能增加不少收入。

問題在於能不能獲得認可。我有「一定可以」的直覺。因此我立刻分析「申請這個制度需要做些什麼」，然後當下就做出決定並對事務長下達指令。

「從現在開始，極力減少因急診而需住院的患者。」

暫且讓住院患者的人數降下來，符合殘障者資格的患者比例就會向上提升，因此這是必要的。不過本來就屬於慘澹經營的狀態了，還要減少住院患者的人數，就某個角度來看這其實有點賭一把的意味。

高雄醫院也是屬於地區醫院，因此本來就必須要讓一定比例的高齡且長年臥床的患者住進來。除此之外的其他患者，也都已經清楚想出院的有哪幾位。只要別再增加新的住院患者，應該就可以達到殘障者專用病房制度所能認可的比例。

一般來說我們都會在院內商討好幾次之後才得出結論，但在這樣的情況下實在沒有慢慢考慮的時間。申請期限已然迫近，如果不讓高雄醫院的住院患者中，符合資格的患者比例提高到制度所規定的範圍內，一切就來不及了。

我不顧對此感到困惑的幹部職員，要他們即刻照著行動方針開始執行。

結果，三個月之後，我們剛好來得及提出申請，而且也順利得到殘障者專用病房的補助，當年的營業額因此大幅增加。如此一來，原本虧損的狀態，一口氣變得有盈餘了。

一般來說，要讓慘澹經營的醫院減少住院患者是一個非常危險的決定。如果失敗了，會形成更嚴重的虧損。事實上，在聽到我瞬間就決定了行動方針，經營顧問也是嚇了一大跳。

這樣的事情，一旦經過冷靜判斷，通常都會感到訝異，但或許是因為我的直覺很準吧。

重新解釋《傷寒雜病論》

站在患者的立場進行思考，用對等的角度與對方來往。

進行醫師工作時，我視這樣的想法為理所當然，所以在職場上，每天都過得很充實，但並不會因為這樣就能讓所有患者都痊癒。

儘管大部分患者都有所改善，卻還是有不管怎麼做都無法好轉的人，因此，我常為了治療而煩惱不已。

這時候，對我來說，可以依靠的人就是哥哥。雖然說他不懂別人的心情，而且時不時還會招惹人際關係方面的麻煩，但他具有獨創的能力，所以經常能幫助我在新的治療法上打開突破口。

哥哥從小就有獨創力，對繪畫及書法，也都相當在行。我則是不擅長繪畫，所以會把自己的功課拿給哥哥畫。

他將這分獨創能力發揮得最淋漓盡致的地方，就是中醫的研究。

在中醫裡，有一本著名的古典名著——《傷寒雜病論》。這是在三世紀初期，也就是中國後漢時代所寫成的書籍。哥哥帶著讓現代人也能理解《傷寒雜病論》的整合能力，成功重新構築內容，這是在中醫的發源地——中國也辦不到的事情。

到目前為止，《傷寒雜病論》的翻譯版本相當多，不過，若內容符合譯者自己理論的時候，就會說《傷寒雜病論》是正確的，若有不符合的，則說「以前的《傷寒雜病論》肯定無法正確解釋」，並且擅自更動解釋。結果，因為這種「方便主義」的翻譯，導致還沒有人能將《傷寒雜病論》做出統一的解釋。

然而我的哥哥就將《傷寒雜病論》所記載的內容全都正確地重新解釋了一次。

當時我跟哥哥都到中國學習過醫學。那時候在日本幾乎沒有導入中醫的醫師，所以我們受到了矚目，還被邀請到全國各地去演講。我們被稱為中醫領域的江部兄弟，並且和日本古典漢方的支持者們展開了論戰。我們在全學共鬥時期有受過鍛鍊，所以爭論對我們來說駕輕就熟。

就在那個時期，哥哥認為光靠中醫沒辦法說清楚《傷寒雜病論》的內容，因此他以中醫為基礎，開始投入重新解釋《傷寒雜病論》的工作，並且成功地統整起整體內容，重新構築。

哥哥的解釋是否正確，留待後世去做評論，然而這個跨越一千八百年的壯舉，我認為真的很了不起。

從斷食法轉往食物療法

在我學習了中醫，並逐步累積治療經驗的過程中，偶爾還是會碰壁。罹患重症的患者越來越多，因此也會出現治療效果不順利的患者。

因此我感覺到中醫果然和西醫一樣，在藥物療法上都有極限。

就在這時候，有個意想不到的請託降臨高雄醫院，我收到了京都大學時期的朋友所提出的邀請，對方在電話中說：「美國的核能潛水艇要搭載核子彈頭停泊佐世保港，為了抗議這件事，有位京都大學的學生住在高島屋前方，並進行絕食抗議，你要不要一起去協助現場的健康管理？」

雖然我是西醫也是中醫，但現今這個時代，我還沒有實際診療過瀕臨餓死邊緣的患者，文獻中也沒有相關紀載，所以我其實感到相當困擾。

這時我終於想到了，可以將這個案例認定為「絕食＝斷食」。日本從很久以前就有在施行斷食的機構，一九三〇年，日本國立營養研究所的高比良英雄博士也發表了大作《斷食研究》。雖然我對此一直都很感興趣，但卻硬是避開了，因此趕緊到處搜購斷食及食物營養相關的書籍，並接受了邀約。

這就是我接觸到「斷食」以及「糙米魚菜飲食法」的開端。

絕食時的健康管理及糙米魚菜飲食法

我為了替住在現場絕食抗議的京都大學學生做健康管理，每天都確認他的血壓、脈搏、尿液等資料，而且常常得要前往視診。

結果，絕食進入第二十二天，對方也差不多到了人體的極限，我以醫師的身分喊停，並用擔架將結束絕食的學生送到高雄醫院，讓他住院接受治療。

他的體重掉了整整十五公斤。雖然瘦了，但他的眼睛還是很有神，意識也很清楚。

住院當天，他在絕食後首次喝到了米湯，直說那是筆墨難以形容的美食。隔天他就可以自己起身慢慢行走，之後也順利地迅速恢復。結果，他安然無恙地出院了。幸好我們的擔心只是杞人憂天。

讓我深感興趣的斷食實例，就這樣出現在我眼前，我想將食物的效果活用在治療上的想法也得到了當時擔任院長的哥哥大力支持，所以我便決定將糙米魚菜飲食法及斷食導入高雄醫院。

嚴謹的糙米魚菜飲食法，會有缺乏維生素B_{12}、EPA、DHA等營養素的疑慮，因此我們認為魚貝類跟雞肉都可以食用。當時是一九八四年，會在醫院提供糙米餐點的，全日本恐怕只有我們。

為了讓患者施行這個飲食法，我也以身作則，澈底改變長年來喜歡吃巧克力、甜麵包、肉類及脂肪等食物的飲食生活，連甜的東西我也完全不吃了，並且將白米換成糙米，將日常飲食全部切換成糙米魚菜飲食法。唯有酒在可控制的程度下仍繼續喝。

經過了十天左右，發生了不可思議的事情，從國中以來就長年跟我相伴的過敏性鼻炎竟然完全停止了。

不過後來我連續三天飲酒過量，受到上天的懲罰，鼻炎再度復發，因此我更加深刻體驗到飲食生活的重要性。

從那之後，我持續採行糙米魚菜飲食法，同年的八月十一日到十三日的三天之間，我也一邊進行門診工作，一邊實際體驗了斷食。

從斷食及糙米魚菜飲食的經驗中所得到的啟示

經過三天逐漸減少飲食之後，終於開始正式進入斷食，一開始的兩天，中午前有頭暈的現象，還有無力感。到了第三天，我還是保持著正常的健康狀態，不過血糖值來到三十五mg/dl，因為有點驚訝，所以特別記下這個數據。

一般來說，這樣很容易暈倒。雖然覺得血糖都這麼低了卻還是一切正常有點不可思議，但我知道理由是什麼。因為其他的能量來源，也就是所謂的酮體增加了。斷食中的我，酮體數值超過了三千，是一般的數十倍之多。

我在斷食過程中體悟到的是，空腹感與食慾不同。到了第三天，我完全沒有感受到空腹感，然而腦中卻自然浮現出許多想吃的食物，察覺到的時候，口水就不自覺流了出來。

經過三天的斷食之後，我接著進入三天逐漸增加飲食的過程。

結果我的體重減了四公斤，來到四十七公斤（身高一百六十七公分），腰圍減了五公分，變成六十公分。

斷食後，我開始維持少食狀態（一天一千兩百卡路里），這段時間的睡眠時間也變短了，原本我都要睡九小時，變成只要睡七小時就夠了。

然而這還是有缺點，例如我的食慾變得非常強，不管眼前有什麼食物我都會不假思索地拿了就吃，因此妻子及孩子經常對我翻白眼。

在這樣的情況下，我結束了斷食初體驗，不久我就開始以每年一次的方式進行斷食。從第二次開始，我分別做了「高湯斷食」及「果汁斷食、米湯斷食」等，真正的斷食只有第一次做到而已。結果我總共做了十二到十三次的斷食。

我現在已經沒有在做斷食了，自從體驗過最初的斷食之後，我就養成了一天吃兩餐的習慣，並且一直持續著。至於糙米魚菜飲食法我也進行了一段時間，從那之後我就變得比較重視飲食。

我就這樣將斷食及糙米魚菜飲食法導入高雄醫院，因為我親身體驗過，從中深刻感受到飲食對人類來說究竟有多大的意義。

另外，用餐時，吃白米所帶動的血糖值上升，會比吃糙米要來得高。對人類來說，醣類並非唯一的能量來源，富含酮體的脂肪類食物也含有重要的能量。

我想，生活習慣病跟飲食生活有相當大的關連性。

現在想想，要讓減醣飲食法躍上舞台，其實就只剩一步之遙了。

糖尿病是自己造成的

跟中醫一樣，先注意到減醣飲食法的人，其實是哥哥。從一九九九年起，哥哥就在高雄醫院讓糖尿病患者進行嘗試，差不多在同一時期，哥哥的同學──釜池豐秋醫師，也在宇和島針對改善肥胖而投入減醣飲食法的指導，這真的是很有趣的一件事。

不過哥哥並沒有深入研究減醣飲食法。畢竟那時候在飲食中不攝取醣類是有違常識的，所以就連在我們醫院裡，也沒有多少人認同效果。沒有嚴謹的理論根據，即使提供患者資訊，但要說服大家相信減醣飲食法有效，還是有難度。

一開始我也是如此。

因為當時就糖尿病的飲食治療法來說，降低攝取卡路里及脂質是常識，所以盡量少吃醣類，並且沒有特別限制卡路里及脂質的減醣飲食法，違反了當時的常識。

「看來哥哥又在做一些奇怪的事了。」我是這麼想的。

我自己也擔任了幾位糖尿病患者的主治醫師，那時候會推薦糙米魚菜飲食法作為飲食療法。對於當時的常識，我還沒有任何質疑。

只不過，在治療糖尿病上仍是一番苦戰。施行糙米魚菜飲食法並合併使用藥物時，雖然有些患者獲得改善，但大多數患者的效果卻不理想。

我為此困擾不已。有一天在某位住院患者的要求下，開始讓他嘗試減醣飲食法。對方看到哥哥負責的患者的飲食之後跟我說：「那邊的看起來好好吃，也讓我吃吃看吧。」結果開始試行之後，我感到非常訝異。

就那一天起的實際數據來看，他的餐後血糖值改善了，已經到了接近正常值的狀態。若採用糙米魚菜飲食法，一千六百卡路里的食物會讓餐後血糖值超過四百mg，但如今卻降到了不到兩百mg，一天平均七十到一百g的尿糖，隔天也大幅降到八g，才花了兩、三天就呈現陰性反應。

「就是這個了！」

我有這樣的直覺。

就像中醫一樣，我確信哥哥又再次找到了劃時代的治療法。

不過，跟推動漢方時有所不同的是，哥哥對於減醣飲食法只是抱持著嘗試的態度，沒有認真深入研究。恐怕是因為研究中醫就已經讓他忙不過來了，實在沒辦法分出心力再兼顧減醣飲食法。

「看來只能由我來研究減醣飲食法了。」就在我這麼想的時候，意外地發現了一個事實。

那就是——我自己也得了糖尿病。

發現疾病反成轉機

我得知自己也罹患了糖尿病時，坦白說真的有點震驚。

其實我的父母也都有糖尿病，父親在七十七歲時因為糖尿病所帶來的血流障礙，導致右腳大腿必須截肢，之後還出現了心肌梗塞及肺炎，結果八十歲就撒手歸西了。

我們家的糖尿病家族病史算是相當完整，所以我也開始警戒起來。

為了預防糖尿病，我開始吃糙米，並以魚類為主，控制肉類的攝取，每周去打一到兩次的網球，用一般的眼光來看，這應該算是非常健康的生活模式。

經過一般的健康檢查，我剛起床的空腹血糖值，十幾年間都一直維持在一〇八mg以下，所以我感到相當安心。一九九八年時，我的血糖值第一次來到一一五mg，也就是糖尿病的臨界線，但我卻沒有警覺，就這樣放著不管。

其實，如果當時糖尿病的相關常識是對的，那麼即使我沒有警覺也還是可以過著健康的生活，但現實卻不是如此。

二〇〇二年的院內健康檢查（當時五十二歲），我的糖化血色素（HbA1c）終於來到六．七％，達到了糖尿病的認定範圍。我慌張地在餐後兩小時檢測了血糖值，結果一看，竟來到二五〇mg/dl，我不禁感到愕然。就算是以很難讓血糖值上升的糙米來做實驗，餐後血糖值也還是沒有改變，大約落在二一八mg左右。

「所有的努力難道都白費了嗎？」

雖然我心中湧現了困惑與憤怒，但這並不是任何人的錯，而且現實狀況就是如此嚴峻。

鋪天蓋地的失望降臨。得知那些我確信絕對正確的常識，竟然完全是錯誤的，會有這樣的反應也無可厚非。

不過，其實這是有預兆的。雖然我平常會控制卡路里的攝取，也持續在運動，但到了四十歲，體重的確有慢慢增加的趨勢。超過五十歲之後，我的腰圍完全進入了代謝症候群的認定範圍。

現在回想起來，過了四十歲之後，我將以前常喝的威士忌及白蘭地，換成了純米酒及惠比壽啤酒，每天也都像泡在酒裡一樣狂飲，這就是最大的「敗因」。

四十二歲到四十三歲之間，我開始每天吃大量的糙米，但餐後高血糖總是反覆出現。對此我毫不在意，每天晚上都還是像遵守規定一般喝著純米酒及啤酒，無論下雨、颳風或下雪全都如此，所以才會出現喝酒之後的高血糖吧。當時我會在打完網球後，到健身房騎自行車或做腹部及背部的肌肉運動，但不知道為什麼體重還是慢慢地增加，腰圍也逐漸變粗。

這實在太奇怪了。於是我心想「不會吧」，在這樣的想法下檢測了血糖值，結果得到的數值讓我判定自己得了糖尿病。

沮喪了一段時間之後，我想：

「那就這樣吧，事實就是事實。我得了糖尿病。」

從那之後，我心裡想的就是必須治療自己的糖尿病。但我突然想到：

「等等，這或許是個好機會！」

我想起正在研究的減醣飲食法。這是個全新的飲食治療法，該怎麼做才會有效呢？需要確認、測試的事情多如牛毛。然而，在效果及安全性都還不清楚的情況下，也不可能讓患者直接嘗試。但是現在……

「用我自己的身體來試試看吧。**我也得了糖尿病，正好可以當白老鼠。醫師用**

自己的身體來做實驗，一點問題都沒有。罹患糖尿病說不定是一件好事呢。」

我在高雄醫院施行自己的治療法，透過資料數據確認效果的確非常好，因此我彙整成學術論文，在二〇〇四年的六月，將結果發表在京都醫學會雜誌上。我想這應該是日本第一篇減醣飲食法的學術論文。二〇〇五年一月，則出版了給一般大眾閱讀的書籍《不吃主食，糖尿病就會好：限制醣類的飲食建議》（世茂出版）。

一開始，減醣飲食法並沒有得到太多認同，然而我無論如何都想要讓這個劃時代的治療法普及化，因此不僅展開演講活動，還開設了自己的部落格，在這個過程中，理解的人慢慢增加了，我的書也成為長銷作品。

從第一次出版減醣飲食法的書，到現在已經過了十年以上。現在，醣類攝取與健康息息相關的觀念，已經成為一般觀念，而減醣飲食法也被列入健康常識。

這一切都是從哥哥的發想，以及我的糖尿病開始的。

接受事實。

朝向目標，有效利用事實。

減醣飲食法與健康相關的種種觀念能夠推廣開來，其實就跟阿德勒心理學說的一樣，都是心態改變所帶來的結果，同時也是自己能夠朝著心之所向改變的證明。

所有的相遇都能讓心改變，導向健康

阿德勒如是說。

人的煩惱，幾乎全都是來自於人際關係。

若能改變心態，就能解決煩惱。

回顧我的前半生，真的就如阿德勒所說，我有深刻體驗。父親、母親、哥哥、朋友們、妻子、女兒、工作上的同事們，以及，廣大的患者們。

我到目前為止真的遇到了好多人。

我確切感受到，所有的人際關係，全都跟我的健康觀念息息相關。無論遇到誰，或是為了那些難以治療的疾病而煩惱，全都不是無謂、沒意義的，現在的我真的發自內心這麼想。

將人際關係當作契機，改變心態。只要心態改變了，人際關係就會好轉，而心態也會跟著再次改變。而且，若能改變心態，身體狀態就能逐漸變好。

像這樣一步步向前，我們就能多靠近健康一點。

希望大家也都能跟更多的好人們建立起人際關係，改變心態吧。

因為心態改變了，就能變健康。

我非常確信，邁向健康的道路，包含治療疾病在內，全都跟我們的心有非常密切的關聯性。這不僅是我從自己生活中看到的，同時也在從醫經驗中得到了難以計數的實例。

我衷心期待，藉著本書的出版，能讓更多人邁向自己想追求的健康之路。

第8章重點整理

- 雖然跟哥哥一路都上同樣的學校，職場也一樣，但這都是我自己選的。
- 我接受了哥哥的性格，所以即使得幫他擦屁股，也不會感到困擾。
- 性格迥異的兩兄弟以醫師的身分提升業績。
- 在理解對方心情的前提下，花點時間讓對方接受並產生共鳴，效果比較好。
- 從患者及工作人員們的人際關係中，我常能感受到身為醫師的自信。

● 從以前開始，我就認為平等對待所有人是理所當然的。
● 對於煩惱也沒關係的事，我就會持續下去，但要是煩惱也沒有任何幫助的事，我就會非常乾脆地割捨掉。
● 一旦冷靜判斷事實，通常都會感到訝異，但我的直覺卻很準。
● 用餐時，吃白米所帶動的血糖值上升，比吃糙米要來得高。
● 葡萄糖並非人體唯一的能量來源，酮體與脂肪酸才是更重要的能量來源。
● 認識減醣飲食法之後，我才知道這跟過往信以為真的常識完全不同。
● 我將自己當作「減醣飲食法的白老鼠」，獲得了進展。
● 所有的人際關係都跟現在的健康觀念緊密相連。
● 將人與人之間的人際關係當作契機，改變心態。
● 若能改變心態，身體狀態就能逐漸變好。

國家圖書館出版品預行編目資料

減醣醫師的最高健康法：阿德勒無壓力練習教你改變心態,重新定義健康價值 / 江部康二著；李喬智譯. -- 初版. -- 新北市：世茂, 2019.11
面； 公分. -- (生活健康；B472)
譯自：心を変えれば健康になれる!：アドラー心理学で病気も良くなる
ISBN 978-986-5408-01-5(平裝)

1.精神醫學 2.健康法

415.95 108014554

生活健康B472

減醣醫師的最高健康法：

阿德勒無壓力練習教你改變心態，重新定義健康價值

作　　者 / 江部康二
譯　　者 / 李喬智
主　　編 / 楊鈺儀
責任編輯 / 曾沛琳
封面設計 / LEE
出 版 者 / 世茂出版有限公司
地　　址 / (231)新北市新店區民生路19號5樓
電　　話 / (02)2218-3277
傳　　真 / (02)2218-3239（訂書專線）、(02)2218-7539
劃撥帳號 / 19911841
戶　　名 / 世茂出版有限公司
世茂官網 / www.coolbooks.com.tw
排版製版 / 辰皓國際出版製作有限公司
印　　刷 / 世和彩色印刷股份有限公司
初版一刷 / 2019年11月

I S B N / 978-986-5408-01-5
定　　價 / 300元